Jos Meereboer

Leben mit Autismus

Jos Meereboer

Leben mit Autismus

Eine besondere Art des Daseins

Verlag am Goetheanum

Der Verlag am Goetheanum im Internet:
www.goetheanum-verlag.ch

Einbandgestaltung von Wolfram Schildt, Berlin

Satz: Rolf Duscha, Oberhausen
Druck und Bindung: Majuskel Medienproduktion, Wetzlar

ISBN 978-3-7235-1720-8

Gott schläft im Stein
Träumt in der Pflanze
Rührt sich im Tier
Erwacht im Menschen

Ali Ibn al-Rabi (Sufi, 1165 – 1240)

Vorwort

Der erfahrene niederländische Heilpädagoge Jos Meereboer legt mit dieser originellen Schrift einen wertvollen Beitrag zur Erkenntnis, zu einer angemessenen Haltung und zum praktischen Umgang mit Menschen mit Autismusspektrumstörung vor. Meereboer geht dabei von seiner reichen Erfahrung und dem anthroposophischen Menschenbild aus. Es gelingt ihm, die Leser dorthin zu führen, wo man beginnt, die Welt wie Menschen mit Autismus zu sehen, zu erleben. Die dabei innerlich zu vollziehende «Umstülpung» kann der Autor auch an praktischen Beispielen anschaulich darstellen. Menschen mit Autismus wird ihr Leib nicht in normaler Weise vertraut. Sie erleben die Welt – in sehr unterschiedlichem Maße – von außerhalb des Leibes. So kann ein Kind mit Autismus tief irritiert sein, wenn die Mutter einen Gegenstand im Regal seines Zimmers verstellt, denn das Kind lebt in einer Weise «in» bzw. mit diesem Regal wie ein «normales» Kind mit eigenen inneren Vorstellungen. Die Mutter hat also gleichsam «in ihm» etwas umgestellt oder gar entfernt! Umgekehrt erleben Menschen mit Autismus nicht in normalem Maße eine innere Resonanz, Empathie in der Begegnung mit anderen. Denn sie sind mit ihrem Leib, den Meereboer sehr anschaulich mit einem Musikinstrument vergleicht, nicht ausreichend verbunden, um dessen Resonanz auf eine zwischenmenschliche Begegnung zu fühlen und daraus Mitgefühl zu entwickeln. Schließlich gelingt es ihnen vielfach auch nicht so leicht, aus der innigen Durchdringung ihrer eigenen Leiblichkeit heraus auf ihrem «Instrument der Seele» (Walter Bühler) zu spielen und ihre eigene Lebensmelodie ertönen zu lassen. Denn sie leben nicht in gleicher Weise in und mit ihrem Leib, bewohnen ihn nicht in normaler Weise und müssen sich seiner oft sogar durch stereotype Handlungen vergewissern, bis dahin, sich selbst zu schlagen. Durch solche zunächst schwer verständlichen Handlungen können sie sich teilweise – gerade in Stresssituationen – überhaupt erst ihrer leiblichen Wirklichkeit in Raum und Zeit vergewissern. – Deutlich werden in dieser Darstellung andererseits auch «autistische Züge» unserer modernen Mediengesellschaft. Im Konsum visueller Medien leben wir selbst «außerhalb unseres Leibes», während die Beziehung zum eigenen Körper gleichsam im Wachzustand einschläft.

Meereboer spricht aus reicher Anschauung und Erfahrung, gepaart mit einer tiefen Durchdringung anthroposophischer Menschenkunde. Viele uns verblüffende oder irritierende Erfahrungen mit Menschen mit Autismusspektrumstörungen finden durch seine Darstellung eine nachvollziehbare Erklärung. Der Autor ist der Meinung, dass Menschen mit Autismusspektrumstörung nicht so sehr geheilt, sondern akzeptiert und verstanden, dass sie angenommen werden wollen. Und dass sie uns durchaus Wertvolles zu geben haben aus ihrem Anders-in-der-Welt-Sein, das einem Nur-teilweise-geboren-Sein gleicht. Das kann ihnen zugleich mit ihrem nicht verkörperten geistigen Anteil eine Art hellsichtiges Erleben ermöglichen. So ertragen diese Menschen es oft viel weniger als «normale» Mitbürger, wenn dasjenige, was ein Erwachsener fühlt und denkt, und dasjenige, was er spricht und tut, nicht zusammenstimmen. Offen bleibt die Frage, welche Einflüsse oder Erschütterungen eine so andere Art menschlicher Verkörperung bewirken. Hier bleibt es den Lesern freigestellt, den Wahrnehmungen und Gedanken des Autors zum menschlichen Schicksalshintergrund von Menschen mit Autismus zu folgen. Dabei ist es auch wichtig, sich bewusst zu bleiben, wie vielgestaltig die Erscheinungsformen und Schweregrade von Autismusspektrumstörungen sind.

Jos Meereboer hat einen anspruchsvollen, aber gut lesbaren, anschaulichen und knapp gehaltenen Text geschaffen, der nicht nur unsere Erkenntnis von Menschen mit Autismus vertiefen kann, sondern zugleich ausgesprochen hilfreich ist, mit ihnen in Beziehung zu treten und sich für ihre Welterfahrung zu interessieren. Es ist ein konkreter Beitrag dazu, das «Anderssein des Anderen» zu verstehen und daran für die tiefere Dimension menschlicher Existenz und Verkörperung aufmerksam zu werden.

Georg Soldner
Dornach, Goetheanum, im Februar 2023

Inhalt

Einführung

Während meiner langjährigen Berufserfahrung innerhalb der anthroposophischen Heilpädagogik habe ich mich mit immer mehr Interesse dem Phänomen Autismus gewidmet. Es war ein Ansporn, mich auf den Weg zu machen, dieses Phänomen zu enträtseln.

Dank meiner langjährigen Beschäftigung mit dem anthroposophischen Menschenbild war ich durch meine zahlreichen Erfahrungen und Erlebnisse mit Menschen mit Autismus immer mehr imstande, Antworten zu erhalten, die ich in anderen Veröffentlichungen nicht finden konnte.

Deshalb bin ich froh, wenn mit dieser Veröffentlichung meine «Forschungsresultate» auch für die interessierten Leserinnen und Leser zugänglich werden. Ich hoffe, dass die folgenden Inhalte dazu beitragen, Menschen mit Autismus besser zu verstehen.

Das anthroposophische Menschenbild

Ohne das anthroposophische Menschenbild ist das Phänomen Autismus in meinen Augen nicht zu verstehen.

Mir sind keine Veröffentlichungen von Rudolf Steiner bekannt, die dasjenige, was später Autismus genannt wurde, zum Thema haben. Es handelt sich hier also um meinen Versuch, mich vor dem Hintergrund des anthroposophischen Verständnisses des Menschen einem Verständnis des Phänomens Autismus anzunähern.

Ich möchte *einen Aspekt* dieses Menschenbildes an den Anfang stellen:

> *Im Menschen sind drei Naturreiche vereint, das Mineralreich, das Pflanzenreich und das Tierreich.*

Der Stein besteht allein aus einem physischen Leib. Er lebt nicht und es finden in ihm keine Stoffwechselprozesse statt.

Diese geschehen in der Pflanze durchaus, sie wächst und pflanzt sich fort. Hierin zeigt sich die Wirksamkeit des Lebensleibes oder Lebenskräfteleibes oder auch Ätherleibes. Der Ätherleib formt während der Wachstumsperiode alle Lebewesen in ihren ganz verschiedenen Erscheinungsformen. Er ist eine formende, gestaltende Kraft. Manche Biologen sagen, die Natur habe ein Gedächtnis: Aus einer Kastanie entsteht wieder ein Kastanienbaum. Die Ätherkraft können wir infolgedessen auch Gedächtniskraft nennen.

Eine Pflanze hat jedoch keine Sinnesorgane und kein Nervensystem, wie Tiere es haben. Die Sinne sind die Tore, durch welche die seelische Innenwelt sich mit der Außenwelt verbindet. Die Sinnesorgane zeigen uns, dass ein Wesen «beseelt» ist. Damit ist gemeint, dass eine Pflanze durchaus etwas ‹Seelisches› haben kann, jedoch hat sie das Seelische nicht «einverleibt» wie das Tier. Am Tier beobachten wir ein Verhalten und es hat Bewusstsein, durch das es die Außenwelt über die Sinne wahrnehmen kann. Es fühlt Schmerz bei Verwundung, es schläft ein und wacht wieder auf. Es hat aber kein Selbstbewusstsein, das

Tier ist kein schöpferisches Wesen. Darin unterscheidet sich das Tier deutlich von dem Menschen. Das Tier ist an die Natur gebunden, der Mensch erschafft aus der Natur eine Kultur.

Andere Begriffe für die Seele in Tier und Mensch können u. a. auch Empfindungsleib, Bewusstseinsleib oder Astralleib sein. Es kommt auf den Inhalt der Betrachtung im Einzelnen an. Dann können wir viele Begriffe verwenden, um die vier Wesensglieder zu charakterisieren.

Jeder Mensch unterscheidet sich von seinen Mitmenschen und entwickelt sich in einem individuellen, persönlichen Lebenslauf. Dies bedeutet, dass der Mensch nicht nur ein beseeltes, sondern auch ein selbstbestimmendes, geistiges und schöpferisches Wesen ist. Das kleine Kind wird sich seiner Eigenart in dem Moment bewusst, in dem es zum ersten Mal «Ich» zu sich selbst sagt.

Zusammenfassend können wir sagen, dass der Mensch ein geistiges Wesen *ist* und eine Seele, einen Lebensleib und einen physischen Leib *hat*. (Siehe Kapitel 4.)

(In dem Buch *Theosophie*[1] von Rudolf Steiner werden diese Wesensglieder und die Gesetzmäßigkeiten von der physischen, ätherischen, seelischen und geistigen Welt ausführlich beschrieben.)

---

1 GA 9. Theosophie – Einführung in übersinnliche Welterkenntnis und Menschenbestimmung. Dornach [33]2013.

1 Menschen mit einem Rätsel

Über Autismus ist viel geforscht und publiziert worden. Außerdem sind viele Bücher erschienen, die entweder von Menschen mit Autismus selbst oder von ihren Verwandten und Begleitern geschrieben worden sind. Trotzdem wirft das Phänomen Autismus noch viele Rätsel auf, die von der medizinischen Wissenschaft bisher noch nicht zufriedenstellend gelöst sind. Psychologisch können wir das Verhalten von Menschen mit Autismus nur symptomatisch beschreiben. Soziologisch ist inzwischen deutlich geworden, dass die Entstehung von Autismus nicht ursächlich in einen Zusammenhang mit Erziehung und familiärer Umwelt zu bringen ist. Wie in diesem Buch erläutert wird, kann die anthroposophische Geisteswissenschaft ein Licht ins Dunkel bringen und Möglichkeiten bieten, diese Rätsel zu lösen.

In diesem Buch sehen wir davon ab, Autismus als eine Krankheit oder als ein Krankheitsbild zu beschreiben!

Wir sehen Autismus als eine besondere Art des Daseins an, das wir nicht heilen können, nicht heilen müssen und auch nicht heilen wollen müssen. Nach meinen Erfahrungen wollen die meisten Menschen mit Autismus das auch nicht. Sie erwarten von uns an erster Stelle, dass wir akzeptieren, dass sie mit Autismus leben, einer anderen Form des Daseins. Wichtig ist, dass wir lernen, den richtigen Umgang mit ihnen zu finden und sie dadurch, wo notwendig, besser begleiten zu können. Therapeutische Maßnahmen können in manchen Situationen helfend sein.

2 Geschichtliche Betrachtung des Phänomens Autismus

Das Wort Autismus können wir zurückführen auf das griechische Wort *autós* (selbst).

Mit dem Begriff Autismus bezeichnet die Wissenschaft, dass Menschen mit Autismus «in sich selbst gekehrt» seien. Wie sich in der weiteren Betrachtung zeigen wird, trifft diese Bezeichnung das Phänomen Autismus in seiner Komplexität höchstens aus einem bestimmten Blickwinkel.

Zum ersten Mal wurde der Begriff Autismus von dem schweizerischen Psychiater und Neurologen Eugen Bleuer (1857–1939) im Jahr 1911 verwendet. Autismus definierte er u.a. mit den Worten: «in sich selbst zurückgezogen sein und sich von der Außenwelt isolieren». Das Phänomen Autismus ist damals von ihm noch sehr allgemein beschrieben worden. Außerdem hatten seine Patienten eigentlich nicht viel gemeinsam mit der Erscheinung von Autismus, wie wir sie heute kennen.

Das spezifische Verhalten wurde das erste Mal im Jahr 1943 von Leo Kanner (1894–1981) in New York beschrieben und 1944, unabhängig von ihm, von dem Österreicher Hans Asperger (1906–1980) in Wien.

Leo Kanner beschrieb die schwerere Form von Autismus als «frühkindlichen Autismus». Seine Forschung betraf Kinder, bei denen der Autismus schon in der frühesten Phase ihrer Entwicklung anwesend war und im Verhalten sichtbar wurde.

Hans Asperger untersuchte leichtere Formen von Autismus und nannte sie «autistische Psychopathie». Später sprach man von dem «Asperger-Syndrom».

Heutzutage spricht man von einer «Autismus-Spektrum-Störung», weil das Phänomen Autismus individuell sehr verschieden sein kann. Man hat inzwischen den Standpunkt eingenommen, dass eine strikte Klassifizierung der verschiedenen Formen von Autismus wenig sinnvoll ist.

Interessanterweise erfand man in den vierziger Jahren zeitgleich den Computer. Mit der Erfindung des Computers wurde die Informationsgesellschaft eingeläutet.

Im Zusammenleben in einer Informationsgesellschaft droht das Verhalten vieler Menschen in gewissem Sinne «autistisch» zu werden. (Siehe Kapitel 12.)

3 Charakteristische Verhaltensmerkmale

Trotz der Tatsache, dass Menschen mit Autismus sehr verschieden sein können, sind doch einige gemeinsame Eigenschaften zu benennen.

a) Eigenschaften von Menschen mit einer leichteren Form von Autismus

Sie fallen in den Schulen auf, weil sie eine andere Beziehung zu Zeitabläufen und zur Raumorientierung haben:

Zeit

Schüler mit Autismus merken oft nicht, dass der Unterricht begonnen hat oder beendet ist.

Richtige oder sogar weise Bemerkungen, die oft interessant sind, sprechen sie aus in Momenten, in denen niemand danach gefragt hat oder bereits andere Themen Gegenstand des Gesprächs sind.

Das hat damit zu tun, dass der Ablauf einer Unterrichtsstunde ein Prozess ist. Das ist ein lineares Zeitphänomen, zu dem sie keine adäquate Beziehung haben.

Ein Kind mit Autismus erlebt die Zeit nicht als einen Prozess, sondern es nimmt die Zeit wahr als ein Ganzes. Es lebt anscheinend primär in der Gegenwart, im Moment. (Siehe Kapitel 4.)

Raum

Der direkte Weg von zu Hause in die Schule wird nicht immer gefunden.

Sich in einem großen Schulgebäude zu orientieren, fällt ihnen schwer.

Auch Erwachsenen mit Autismus fällt es nicht leicht, sich in einer für sie unbekannten Umgebung zurechtzufinden.

Sozial

Kinder mit Autismus werden von ihren Klassenkameraden meistens gut akzeptiert. Trotzdem werden sie dann und wann geplagt, wenn andere Kinder merken, dass sie ungute Absichten nicht durchschauen. Ironie und Doppeldeutigkeit verstehen sie nicht.

Kinder und Erwachsene mit Autismus können besser zuhören, wenn sie nicht direkt angeschaut werden. Ein direkter Blickkontakt wird meistens als zu konfrontativ erlebt.

b) Eigenschaften von Menschen mit einer schwereren Form von Autismus

Sie fallen besonders dadurch auf, dass sie im Zusammensein mit ihren Mitmenschen äußerlich gesehen nicht aktiv sind und dabei den Eindruck vermitteln, dass sie in einer anderen Welt leben.

Viele von ihnen sprechen nicht, andere monoton oder sogar stereotyp.

Sobald die nicht Sprechenden sich mitteilen können, zum Beispiel schriftlich mit Hilfe gestützter Kommunikation (siehe Notizen 2), stellt sich heraus, dass sie doch alles in ihrer Umgebung registriert haben.

Außergewöhnlich ist, dass diese Menschen wahrnehmen, was ihre Mitmenschen denken. Ich habe auch erfahren, dass viele Menschen mit Autismus in «Gedanken» (wie «telepathisch») untereinander Kontakt haben, auch über große Entfernungen hinweg, und auf diese Weise miteinander kommunizieren. (Siehe Kapitel 13.)

Äußerlich fallen Menschen mit schwerem Autismus besonders durch ihre andersartige Mimik auf, die Art, wie sie in die Welt schauen, ihre Haltung und ihre Bewegungen. Im Schlaf ist die Andersartigkeit äußerlich nicht erlebbar. (Siehe Kapitel 9.)

4 Leben in zwei Welten

Wenn wir den Lebenslauf eines Menschen unter medizinischen, soziologischen und psychologischen Gesichtspunkten betrachten, können wir das mit dem folgenden Schema zusammenfassend ins Bild bringen:

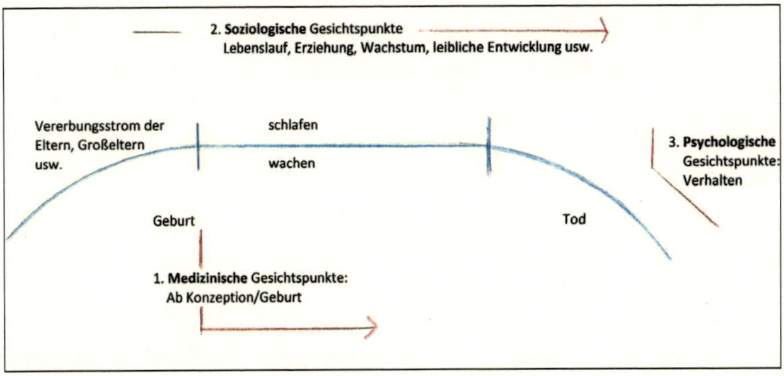

Betrachten wir diesen Lebenslauf nach anthroposophisch-geisteswissenschaftlichen Gesichtspunkten, gehen wir von einem geistigen und seelischen Dasein vor der Geburt aus. Dieses können wir mit dem folgenden Schema verdeutlichen:

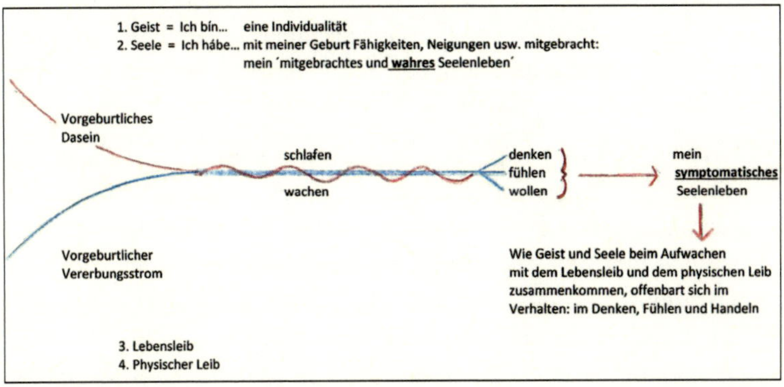

Unser Denken, Fühlen und Handeln bilden das symptomatische Seelenleben: Sie machen sichtbar, wie das Geistige und das Seelische sich mit der Leiblichkeit verbinden. Sobald wir abends beim Einschlafen unseren Leib verlassen, zeigen wir kein Verhalten mehr. Kehren wir morgens beim Erwachen in unseren Leib zurück, dann denken, fühlen und handeln wir wieder.

Ein Vergleich mit einem Musiker kann das illustrieren. Wenn der Musiker sein Musikinstrument zur Seite legt, vernehmen wir keine Musik mehr. Die Musik erklingt wieder, sobald er sein Instrument in die Hand nimmt.

Ein Mensch mit Autismus «benutzt» seinen Leib als Instrument am Tage weniger als ein Mensch ohne Autismus. Menschen mit einer schweren Form von Autismus «benutzen» ihren Leib in vielen Situationen fast gar nicht. Sobald sie erwachen, beobachten wir, dass sie geistig-seelisch nicht in ihre Leiblichkeit «eintauchen», sondern in einer gewissen Art *außerhalb* ihrer Leiblichkeit bleiben. Das ist bei dem einen mehr und bei dem anderen weniger der Fall.

Dieses Phänomen beginnt schon direkt nach der Geburt. **Der physische Leib ist gesund, aber der geistig-seelische Wesenskern, die Individualität des Kindes, tritt nicht oder zu wenig ein.** Es ist, um im Bilde zu bleiben, als ob der Musiker kein Verhältnis zu seinem Instrument findet und deshalb darauf nicht spielen kann. Oder, bei einer leichteren Form des Autismus, der Musikant damit unbeholfen umgeht. Eine Möglichkeit, das zu verstehen, liegt in der Vorstellung, dass das Geistig-Seelische bei manchen vor der Schwelle der Geburt stehen bleibt; bei anderen bleibt die Individualität auf der Schwelle oder macht vielleicht einen kleinen Schritt darüber. (Siehe Kapitel 13.)

Eine meiner ersten Erfahrungen mit Autismus hatte ich mit einem 21-jährigen Bewohner in einer anthroposophischen heilpädagogischen Einrichtung in den Niederlanden.

Nachdem wir zusammen im Dorfzentrum eingekauft hatten und auf einem Weg am Dünenrand nach Hause gingen, stand er abrupt still vor einem Ästchen, das ihm den Weg versperrte. Noch unerfahren wusste ich nichts Besseres zu tun, als das Ästchen wegzuwerfen. Der junge Mann suchte daraufhin ca. 10 Minuten nach dem Ästchen, das irgendwo zwischen den vielen schon alten und heruntergefallenen Blättern liegen musste.

Nachdem er es gefunden hatte, legte er das Ästchen an die gleiche Stelle zurück und stand erneut davor.

Wir sind daraufhin zurück zum Dorfzentrum gewandert, um auf der anderen Seite der Straße nach Hause zu gehen. Rückblickend kann ich dieses Verhalten als ein Abbild für «das nicht Überschreiten einer Schwelle zwischen zwei verschiedenen Welten» sehen, wie es auch bei der Geburt der Fall sein kann.

Gewöhnlich ziehen kleine Kinder geistig-seelisch Schritt für Schritt in ihre Leiblichkeit, in ihr «Häuschen» ein. Ein Prozess, der nach ungefähr neun Jahren vollzogen ist. Dann ist auch die Zeit der Nachahmung zu Ende gegangen. Das «Himmelstor» wird geschlossen und das Kind ist unwiderruflich auf Erden angekommen.

Das scheint bei Menschen mit Autismus nicht so. Der Eindruck entsteht: **Vor, während oder direkt nach der Geburt wird der Impuls, auf Erden ihren Lebenslauf zu beginnen und sich als Erdenbürger zu entwickeln, von ihnen «zurückgehalten».**

Deshalb können sie zeitlebens, wie Kinder während ihrer ersten zwei Lebensjahre, unmittelbar wahrnehmen, was andere Menschen denken. (Beispiele siehe Kapitel 13.)

Eine Lehrerin schaute aus dem Flurfenster einer Schule im ersten Stock nach draußen, um zu sehen, was ihr Schüler mit Autismus tat. Er stand etwa 70 Meter entfernt mit dem Rücken zu ihr. Im Moment, als die Lehrerin nach ihm schaute und an ihn dachte, drehte er sich zu ihr um. Vielen Leserinnen und Lesern, die mit Menschen mit Autismus zu tun haben, kommt dieses Beispiel sicherlich bekannt vor.

Auch was ihre Mitmenschen fühlen, nehmen sie von außen objektiv wahr, ohne jedoch seelisch *mitfühlen* zu können. (Siehe Kapitel 10.)

Manche Menschen mit einer schweren Form von Autismus können, weil sie *außerhalb* ihrer Leiblichkeit verbleiben, eine direkte Verbindung mit der geistigen Welt halten, mit ihrer geistigen Heimat. Auf individuell verschiedene Weise befinden sie sich noch in einem ihrem vorgeburtlichen Dasein ähnlichen Verhältnis zu Leib und Welt. Immer mehr Menschen mit Autismus berichten darüber und einige dieser Berichte bestätigen meine langjährige Vermutung, dass unter anderem traumatische Erfahrungen aus ihrem letzten Leben damit in Zusammenhang stehen könnten. (Literaturliste Nummer 6 und 7.)

Andere Menschen mit Autismus leben mit ihrem Bewusstsein besonders in der uns umgebenden ätherischen Welt, wo wir ihnen auch begegnen können.

Diese Welt ist die Welt der gestaltenden Naturkräfte oder, so wie Rudolf Steiner es nennt, die Allgemeine Ätherwelt. Dieses «Anwesend-sein» innerhalb der uns umgebenden ätherischen Welt versetzt einen Menschen mit Autismus in die Lage, eine Art «telepathische» Fähigkeit zu entwickeln. So kommunizieren sie untereinander, auch über große Abstände hinweg.

Manche berichten über Wahrnehmungen aus ihrer Kindheit, als sie *die sich bewegenden und schaffenden Denkformen* hinter den äußerlich sichtbaren physischen Erscheinungen und Dingen erlebten. Das ist ein Wahrnehmen der schaffenden Bildekräfte innerhalb der ätherischen Welt. Diese Fähigkeit haben manche von ihnen auch noch im Erwachsenenalter.

> *Konstantin und Kornelius Keulen, aus dem Buch «Und jagen wir unseren Gedanken nach», hatten als Kinder die Schwierigkeit, sich nicht auf einen Stuhl setzen zu können, solange sie diesen Stuhl nicht als Gegenstand wahrnahmen, sondern als «Energie».*
>
> *Diese Energie sammelte oder verdichtete sich, bis sie die Form eines Stuhles angenommen hatte. Eine zur Ruhe gekommene Bewegung.* (Siehe auch Erläuterung Kapitel 13.)

Vergleichbares erleben Menschen mit Autismus, wenn sie zum Beispiel Bäume und Tiere in dieser Art wahrnehmen.

Außerhalb ihrer Leiblichkeit nehmen sie Gegenstände und ihre Mitmenschen *nicht* im «Gegenüber» wahr. Sie sind mehr oder weniger mit den Dingen und ihren Mitmenschen eins, denen wir, als Menschen ohne Autismus, gegenüberstehen. Es ist die gleiche Situation, in der Kinder leben, bevor sie «Ich» zu sich sagen.

Dadurch können sie *objektiv und unmittelbar* wahrnehmen und erleben, was ihre Mitmenschen fühlen und denken. (Eindrücklich beschrieben von Iris Johansson, Literaturliste Nummer 3.)

Subjektiv fehlt ihnen jedoch ein persönliches Einfühlungsvermögen. Nicht außerhalb, sondern nur innerhalb unserer Leiblichkeit sich befindend, können wir *seelisch nach außen* fühlend uns in den Anderen hineinfühlen. Was uns dann berührt!

In dieser Lage *außerhalb* der eigenen Leiblichkeit befinden Menschen mit Autismus sich auch *außerhalb* der irdischen Raum- und Zeiterlebnisse. Sie nehmen die gegenständliche irdische Welt nicht wahr als ein Nebeneinander von Einzelheiten, sondern sie haben einen Gesamteindruck vom Ganzen. Alle Einzelheiten nehmen sie dann gleichzeitig wahr.

Ein Mädchen aus meiner Klasse mit einer leichten Form von Autismus, damals sieben Jahre alt, hatte in ihrem Zimmer ein sehr großes Regal, auf dem sie zahlreiche Spielsachen und viele andere Dinge gesammelt und platziert hatte.

Als ihre Mutter einmal einen ganz kleinen Gegenstand, mit dem sie schon jahrelang nicht mehr gespielt hatte, ungesehen wegnahm und das Mädchen danach in das Zimmer eintrat, merkte sie das sofort, um danach lautstark zu protestieren. (Ein Beispiel von Detailwahrnehmung in einem ganzheitlichen Überblick.)

Auch Zeitprozesse sind in dieser Situation nicht erlebbar. In ihrem Erleben gibt es weniger Vergangenheit und Zukunft, sondern hauptsächlich die unmittelbare Gegenwart.

Ein Vater kündigt seiner Tochter an, am nächsten Tag Schlittenfahren zu gehen. Wenig später steht seine Tochter fertig angezogen abwartend an der Tür.

Obwohl Menschen mit einer schweren Form von Autismus sich mehr *«außerhalb» ihrer Leiblichkeit* befinden, erleben sie trotzdem, dass sie mit ihrem Leib auf der Erde angekommen sind. Verzweifelt versuchen sie, der Eine mehr als der Andere, ihre Leiblichkeit zu gebrauchen. Wir sehen bei vielen am Verhalten, wie sie in dieser Lage ringen.

Als Beispiele sei genannt, dass sie nicht selten mit einer von Angst verzerrten Mimik an Gegenstände klopfen oder sich an den eigenen Kopf schlagen. Danach schaukeln sie sich hin und her, um sich wieder zu beruhigen. Sie sind dann wieder «draußen». Viele Kinder und Erwachsene suchen sich einen Halt auf Erden, indem sie sich auf einen Gegenstand fixieren. Das kann ein unbedeutendes Muster auf dem Fußboden sein, eine Murmel, mit der sie endlos und stereotyp spielen, oder das Festhalten von einem Gegenstand in der Hand, der überallhin mitgenommen wird.

Sie würden lieber außerhalb ihres Leibes bleiben, aber sie müssen sich notwendigerweise doch für ihre irdischen Verrichtungen mit ihrer Leiblichkeit verbinden. *Es ist ein Leben in zwei Welten!*

Menschen mit einer *leichteren Form von Autismus* leben weniger extrem in zwei Welten.

Sie erscheinen uns als meistens nette, aber auch etwas eigensinnige Menschen, die sich oft aus dem sozialen Leben zurückziehen. Nicht selten sind sie auf einem Gebiet hochbegabt. Sozial wirken sie oft unbeholfen, weil sie sich emotional nicht so gut in den Anderen einleben können. Soziale Codes und Konventionen verstehen sie oft nicht, weil die für sie meistens nicht logisch oder nicht wahr sind. Von ihren Mitmenschen werden sie dadurch oft als zu direkt erlebt. Sobald diese Menschen erleben, dass wir sie verstehen und akzeptieren, wie sie sind, können wir zusammen gut miteinander verkehren.

Natürlich gibt es auch Kinder oder Erwachsene mit einer leichten Form von Autismus ohne eine intellektuelle Hochbegabung.

5 Das Umkehrphänomen

Ein junger Mann mit Autismus versuchte die im Herbst nach unten gefallenen Blätter der Bäume wieder an den Zweigen aufzuhängen.

Schon im Jahre 1978 beschrieb Walter Holtzapfel, ein anthroposophischer Arzt und Heilpädagoge, das Umkehrphänomen bei Kindern mit Autismus. (Literaturliste Nummer 9.)

Das war für mich vor etwa 40 Jahren eine erste gute Orientierung, um das Verhalten von Menschen mit Autismus zu verstehen.

Ein tieferes Verständnis bekam ich, als ich Holtzapfels Ausführungen zum Autismus in einen Zusammenhang mit dem Inhalt des 5. Vortrages in dem Heilpädagogischen Kurs von Rudolf Steiner bringen konnte. Eine kurze Erläuterung ist im Kapitel 7 in diesem Buch nachzulesen.

Vor 16 Jahren legte ich den Schwerpunkt meiner Forschung auf das Umkehrphänomen in Zusammenhang mit dem Thema Blut und Nerv, wie es in Rudolf Steiners Allgemeiner Menschenkunde beschrieben ist. (Literaturliste Nummer 2.)

Das Resultat dieses Studiums ist der folgende Gedanke:

a) *Einerseits identifiziert der Mensch mit Autismus sich zu wenig mit «der lebendigen Materie» in seinem Körper, mit den Lebensprozessen, die sich dort vollziehen, mit seinem Stoffwechsel-, Blut- und Muskelsystem.*

b) *Andererseits verbindet er sich zu stark mit «der in Abbauprozessen sich befindenden Materie», mit seinem Gehirn- und Nervensystem. Dadurch ist er in seinem Gehirn- und Nervensystem wie gefangen.*

Um das Umkehrphänomen näher zu beschreiben, werden wir besonders das Verhalten eines Menschen mit einer schweren Form von Autismus betrachten.

a) Motorische Fähigkeiten

Wollen und Bewegen

Unsere Lebenskräfte wirken in unserem Stoffwechsel-, Blut- und Muskelsystem. Hier entstehen u. a. leibliche Vitalität, Wachstum und Gesundheit. Wir finden hier auch den Ort unserer Willens- und Bewegungsimpulse. (So beschreibt es Rudolf Steiner in GA 392, *Allgemeine Menschenkunde als Grundlage der Pädagogik*; siehe: Literaturliste Nummer 2.)

> *Ich sehe den Apfel in meiner Hand und ich bekomme den Impuls, in den Apfel zu beißen.*

Ein Mensch mit Autismus hat zu wenig Bezug zu diesem System. Er findet gewissermaßen dazu keinen Zugang, er wendet sich geistig-seelisch ab und bleibt mehr oder weniger «außerhalb seiner Leiblichkeit»! Dadurch ist sein Zugang zu seinem Willensleben eingeschränkt. (Siehe auch später Kapitel 7.)

Er kann mehr oder weniger nicht von sich aus wollen!

Er verlässt sich stattdessen auf Willensimpulse, die von der Außenwelt auf ihn zukommen:

> *Ein Kind mit Autismus sieht einen Apfel in seiner Hand und wartet ab. Wartet ab, wann der Apfel sich beißen lässt.*

Äußerlich reagiert ein Mensch mit Autismus nicht sichtbar auf seine Mitmenschen, er nimmt nicht oder kaum an Aktivitäten teil, er bewegt sich kaum. Dennoch nimmt er, «sich außerhalb seines Leibes befindend», alles in seiner Umgebung wahr. (Siehe Kapitel 4.)

b) Sensorische Fähigkeiten

Das Bewusstsein und die Funktionen des Gehirns

Der Gebrauch unseres Nervensystems mit dem dazugehörenden Gehirn bewirkt einen Abbauprozess innerhalb der Materie desselben. Solange unsere Vitalitätsprozesse intakt sind, findet ein Ausgleich zwischen Abbau- und Aufbauprozessen statt.

Sind wir «nervlich» jedoch überlastet, spüren wir bald Ermüdung.

Das Gehirn- und Nervensystem kann sich nach einer schweren Verletzung fast nicht mehr regenerieren. Nach einer Gehirnverletzung, zum Beispiel nach einer Gehirnblutung, werden mit therapeutischen Maßnahmen andere Nerven innerhalb der betreffenden Gehirnteile aktiviert, um dem Patienten bei seiner Gesundung zu helfen, weil die beschädigten Gehirnzellen sich nicht mehr wiederherstellen lassen.

Unser Nervensystem, mit dem Gehirn als dessen Zentrum, ist unser «Instrument», um auf Erden Bewusstsein zu entwickeln. Dieses Bewusstsein erleben wir in denkender Vorstellungsfähigkeit und im Spüren von körperlichen Schmerzen.

Unbewusst reagiert unser Nervensystem auf alle Bewegungsimpulse. Es nimmt sie wahr, koordiniert und gestaltet sie. So sind wir geschickt in unserer Motorik. (Bewegungskoordination.)

Wenn ich einen Nagel in ein Holzbrett schlage, entwickle ich Muskelkraft mit meinem Willensimpuls. Dass ich dabei motorisch geschickt bin und den Nagel mit dem Hammer genau auf den Kopf treffe, verdanke ich meinem gesunden Nervensystem, meinem sensorischen System. Das ist eine direkte Reaktion meines Nerven-, Gehirnsystems auf mein Stoffwechsel-, Blut-, Muskelsystem.

Umgekehrt erleben wir dieses Unmittelbar-aufeinander-Reagieren, sobald wir Tanzmusik vernehmen (sensorisch), dann wollen unsere Beine tanzen (motorisch).

Geistig-seelisch sind wir unmittelbar verbunden mit unserer lebendigen Stofflichkeit, mit unserem Stoffwechsel-, Blut-, Muskelsystem, dem Ort unseres Willens. In unserem «Fleisch und Blut» sind wir inkarniert. Aber **nicht** in der «toten Materie», in den Abbauprozessen unseres Gehirn- und Nervensystems. Dort bleiben wir geistig-seelisch «draußen».

Innerhalb der Terminologie der Steiner'schen Allgemeinen Menschenkunde finden wir sinngemäß die Aussage: Geistig-seelisch haben wir Sympathie (= Einssein) zu unserem Stoffwechsel-, Blut-, Muskelsystem. Wir sind dort drinnen anwesend. Wir haben Antipathie (= auf Abstand halten) gegen unser Nervensystem.

Wir stehen davor!

Geistig-seelisch sind wir nicht in der Materie unserer Nervenzellen anwesend, sondern wir stehen davor. Die Nervenzellen bilden eine Art Spiegelwand. Substanziell bildet die physische Materie unserer Nervenzellen eine Art «Hohlraum» für die geistige Welt. Geistig-seelisch können wir nicht dort «drinnen» sein. Wir stehen davor wie vor einem «Reflektor-Organ», mit dem wir unsere Wahrnehmungen in Vorstellungsbildern spiegeln.

Mit unserem Stoffwechsel-, Muskel-, Blutsystem sind wir hingegen eins mit der geistigen Welt.

Deshalb können wir geistig-seelisch von hier aus Willensimpulse entfalten.

Unser Gehirn- und Nervensystem hat also eine reflektierende Funktion, es ist eine Art Spiegelorgan. Um Bewusstsein zu entwickeln, **müssen wir nicht *in*, sondern *vor* dem Spiegel stehen!** Das gilt auch für das unbewusste Reflektieren auf Willensimpulse.

Wir beobachten, dass ein gerade auf die Welt gekommenes Baby Schritt für Schritt die Möglichkeit erst erwerben muss, auf seine noch chaotischen Bewegungsmuster reagieren zu können, um diese Bewegungen zu gestalten. So bekommt das Baby sensorische Fähigkeiten und lernt in seiner weiteren Entwicklung, zu greifen, zu sitzen, zu stehen und zu gehen. Das Kind lernt diese Fähigkeiten durch die bewussten und unbewussten Wahrnehmungen seines Leibes, die es reflektiert.

Wenn wir eine Rose wahrnehmen, dann verbinden wir uns willentlich mit der Rose (Sympathie-Geste). Nehmen wir danach Abstand von der wahrgenommenen Rose (Antipathie-Geste) und schließen unsere Augen, können wir uns von der Rose ein Bild machen. Das ist ein Abbild der Rose innerhalb unseres Vorstellungslebens.

Das Wort Vor-stellung bedeutet «sich davor zu stellen».

Bei Menschen mit Autismus ist das genau *umgekehrt*!

Menschen mit Autismus identifizieren sich mit der Materie des Gehirn- und Nervensystems.

Sie stehen mehr oder weniger nicht* vor, *sondern* in *dem Spiegel!

Sie sind in der Gehirnmaterie wie ‹gefangen›. Geistig-seelisch verbinden sie sich mit demjenigen innerhalb ihrer Leiblichkeit, was eigentlich tot, was absterbende Materie ist. Auch außerhalb ihrer Leiblichkeit finden sie eher ein Verhältnis zu den toten und technischen Gegenständen als zu lebendigen Geschöpfen wie Pflanze und Tier.

Einerseits sind sie gefangen innerhalb der toten Materie ihres Gehirn- und Nervensystems, andererseits befinden sie sich geistig-seelisch außerhalb ihres lebendigen Organismus.

Das hat Birger Sellin, ein Mensch mit einer schweren Form von Autismus, im Jahre 1992 dramatisch zum Ausdruck gebracht:

> *«eines ist irre – insichsein ist ein toter zustand – ohnesichsein ist einsamkeit – weder das insichsein noch das ohnesichsein können leben – reine zustände gibt es nicht – ewig findet ein wechsel statt in mir die nicht zusammenfinden»* (Literaturliste Nummer 4).

Als ich das damals las, verstand ich noch nicht, was er damit zum Ausdruck brachte. Nachdem ich das Verhalten von Menschen mit Autismus in einen Zusammenhang mit meinem Studium des anthroposophischen Menschenbildes gebracht hatte, wurde mir klar, wie weise Birger Sellin seine Lebenssituation beschrieben hatte!

6 Die Aktivität der Ich-Organisation vom Zentrum und von der Peripherie aus

Obwohl Rudolf Steiner autistisches Verhalten nicht explizit besprochen hat, finden wir in dem 5. Vortrag des *Heilpädagogischen Kurses* eine Methode, um die Ursache des Verhaltens von Menschen mit Autismus zu verstehen.

Rudolf Steiner stellt in diesem Vortrag die «menschliche Totalorganisation» vor und beschreibt sie als eine Viergliederung. Den physischen Leib, den Äther- oder Lebensleib, den Astral- oder Bewusstseinsleib und das Ich des Menschen, in einer Polarität zueinander organisiert. Das Ich wird so beschrieben, wie es in dieser Leiblichkeit ‹organisiert› ist. Deshalb nennt er das in diesem Zusammenhang **die Ich-Organisation.**

Was in unserem Leib am physischsten ist, unser Knochensystem, ist am Haupt peripher organisiert: Der Schädelknochen umschließt Ätherleib und Astralleib, die sich nach innen einordnen, wo im Zentrum unser Ich organisiert und aktiv ist. Wir nehmen mit den Sinnen von innen nach außen wahr, und im Haupte können wir zentriert aktiv vorstellend denken.

In unseren Gliedmaßen ist es genau umgekehrt: Unser Ich ist hier peripher organisiert und ergreift unser Stoffwechsel-, Blut-, Muskelsystem von außen nach innen, um Willensimpulse zu entwickeln und uns aktiv in Bewegung zu bringen.

Ein Mensch mit Autismus nimmt weniger mit seinen Sinnen von innen nach außen seine Umwelt wahr, sondern er verbindet sich von außen wahrnehmend mit seinem zentralen Nervensystem. Seine Vorstellungen werden nach außen verlagert.

Weil er sich mit seinem peripheren Ich von der Leiblichkeit abwendet, kann er keine Willensimpulse entfalten. *Nicht wollen können!*

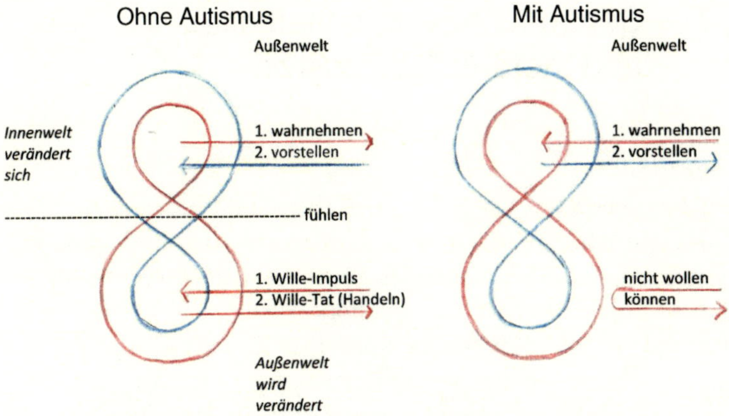

Das sensorisch-motorische System im Vergleich

Die Inhalte aus dem 5. Vortrag des *Heilpädagogischen Kurses* ergänzen dasjenige sehr gut, was Rudolf Steiner in dem 3. Vortrag der *Allgemeinen Menschenkunde* über die Polarität von Blut und Nerv beschrieben hat!

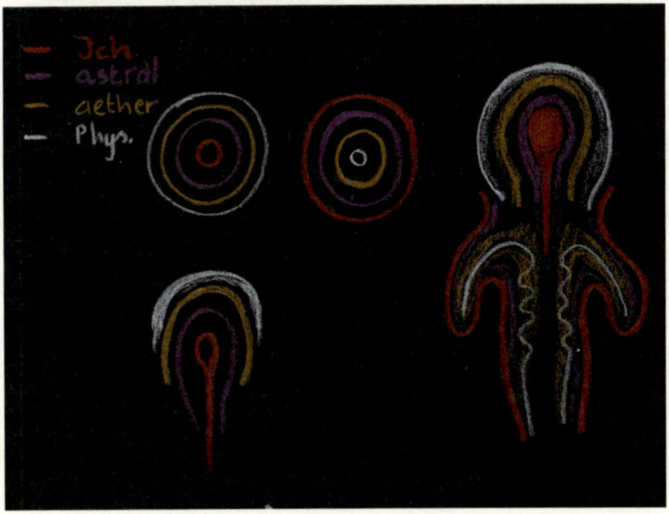

Betrachten wir das Tafelbild von Rudolf Steiner aus dem Heilpädagogischen Kurs

7 Sensorische Zwanghaftigkeit und motorische Passivität

Sensorisch

Da Menschen mit Autismus ihr Gehirn- und Nervensystem als «Spiegelorgan» anders nutzen, verlegen sie sowohl die Strukturen ihrer Gehirnfunktionen als auch ihre Vorstellungswelt nach außen in ihre physische Umgebung. Auf diese Weise finden sie dort einen Halt. *Wir* finden einen Halt *in* unserer Leiblichkeit und *in* unserer inneren Vorstellungswelt.

Die folgenden Verhaltensbeispiele können das erklären.

a) Zwanghaftes Bedürfnis nach Symmetriestrukturen in der unmittelbaren Umgebung

- Die Symmetrie eines gedeckten Tisches darf nicht aufgehoben werden.
- Die Symmetrie eines Schubladenschrankes muss eingehalten werden, *alle* Schubladen sind geöffnet oder *alle* Schubladen sind geschlossen.
- Die symmetrische Ordnung vieler Gegenstände muss beibehalten werden.

Ein kleiner Junge mit Autismus hatte den Schnürsenkel eines Schuhs verloren.

Als er das bemerkte, zog er auch den Schnürsenkel seines anderen Schuhs heraus.

b) Zwanghaftes Strukturieren: die von ihnen genau festgelegten Abstände zwischen den Dingen in ihrer unmittelbaren Umgebung müssen eingehalten werden

- Die Möbel im Raum eines Menschen mit Autismus haben einen festgelegten Platz mit festgelegten Abständen zwischen Schrank, Bett, Stuhl, Tisch, Papierkorb usw. Nichts darf auch nur einen Millimeter verschoben werden.
- Beim Aufstellen von Spielzeugautos darf kein einziges Auto

nur einen Millimeter von seinem Platz verschoben werden. Ordnen bedeutet strukturieren.
- Zeitschriften in ihrer Ablage müssen jeden Tag am gleichen Platz verbleiben.

Es wäre interessant zu untersuchen, ob ein messbarer Zusammenhang besteht zwischen dem strukturellen Aufbau des Gehirns und dieser zwanghaften Ordnung der Gegenstände eines Menschen mit Autismus. Falls es doch notwendig sein sollte, diese zwanghafte Ordnung zu ändern, dann ist es außerordentlich wichtig, die betreffende Person mit Autismus einzuladen, es mit ihr zusammen zu tun. Wir dürfen das nicht einfach für sie übernehmen und sie nicht dazu zwingen. Es wird eine große Angst verursachen!

Motorisch

Weil ein Mensch mit Autismus sich mehr oder weniger nicht mit seinem Stoffwechsel-Gliedmaßen-System verbindet, fehlt ihm die Möglichkeit, aktiv Willensimpulse zu entfalten. So ist er auf die aktiven Willensimpulse aus seiner Umgebung angewiesen.

Er geht davon aus, dass der Apfel in seiner Hand ihm signalisiert «beiß doch in mich rein» oder dass ein Stuhl ihm den Auftrag erteilt, wenn der zur Seite gestellt werden soll. Es hilft, einen Menschen mit Autismus indirekt anzusprechen. «Jan, wir gehen nach draußen, zieh deine Jacke an, dann kann Anton (der Mensch mit Autismus) das auch tun.» So sprechen wir Anton nicht direkt in seinem persönlichen Willensleben an.

Bei Erwachsenen und Kindern mit einer leichteren Form von Autismus sind viele Phänomene subtiler wahrzunehmen.

Sensorisch

Technische Geräte üben eine starke Anziehungskraft auf sie aus, auch die neuen Medien.
- Das Fernsehen bewirkt, dass der Zuschauer seine Vorstellungen nicht aktiv in sich bildet, sondern er mit seinem Bewusstsein sich in der Vorstellungswelt des Bildschirms befindet.

Das kommt Menschen mit Autismus entgegen, aber es verstärkt ihr autistisches Verhalten.

- Mehrere Sinneseindrücke, denen die Menschen mit Autismus zeitgleich ausgesetzt sind, überfordern sie, weil sie die vielen unterschiedlichen, äußeren Wahrnehmungen nicht in inneren, zusammenfassenden Vorstellungsbildern zur Ruhe bringen können. Es hilft ihnen, Sinneseindrücke zu reduzieren und zu kanalisieren. (Siehe Kapitel 13.)
- Menschen mit Autismus nehmen **durch ihre Sinne** die äußere Welt in Einzelheiten wahr und können dadurch oft das große Ganze nicht enträtseln. Nicht selten gibt ihnen *ein* Gegenstand in der Hand einen Halt.
- Die Kehrseite der Medaille ist, dass diese Detail-Wahrnehmungen zusammenfallen in einem erstaunlichen Gedächtnis, mit einseitiger Fokussierung.
- Außerhalb ihres Leibes haben sie hingegen übergeordnet ein zusammenfassendes Bild von allem, was um sie ist. (Siehe Beispiel Seite 23.)

Motorisch

- Ein Handschlag zur Begrüßung geht meistens nicht von ihnen aus.
- Schulkinder mit Autismus müssen oft von der Lehrerin oder dem Lehrer indirekt eingeladen werden, in die Pause zu gehen. Von sich aus bleiben sie auf ihrem Platz sitzen.
- Zu sportlichen Aktivitäten sind sie nicht einfach zu bewegen.

Mit einer einladenden Geste helfen wir Menschen mit Autismus, *über die Schwelle zu treten*, um sie aus der Zuschauerrolle in Eigenaktivität zu bringen.

*

Autismus-Forschung innerhalb der Anthroposophie und die zwölf Sinne.

Innerhalb der anthroposophischen Literatur ist mir Folgendes aufgefallen:

In fünf mir bekannten Veröffentlichungen wird publiziert,

dass Menschen mit Autismus Probleme mit ihren 12 Sinnen *haben, besonders mit dem Lebenssinn.*

Das ist nach meiner Meinung einerseits eine richtige Feststellung, andererseits aber liegt die Ursache der nicht richtigen Aktivierung ihrer physischen (!) Sinne darin, dass sie sich geistig-seelisch nicht adäquat verbinden können mit ihrem physischen (!) Leib.

Wenn das Kind oder der Erwachsene mit Autismus bereit ist, an Übungen teilzunehmen, die die aktiven Wahrnehmungen der Sinne schulen und an Handlungsimpulse anknüpfen, kann das durchaus helfen, sich mehr mit dem physischen Leib zu verbinden.

Dabei denke ich besonders an den Tastsinn.

(Siehe Literaturliste Nummer 10 und 10a über den Lebenssinn und Nummer 11, 11a und 12 über alle 12 Sinne im Zusammenhang mit Autismus.)

8 Was in den ersten Lebensjahren auffällt

a) Bei Kindern mit einer schweren Form von Autismus

Für Eltern ist es sehr befremdlich und enttäuschend, sobald sie bemerken, dass sie von ihrem Kind in den ersten Lebensjahren nicht angeguckt und nicht angelächelt werden und dass ihr Kind ihnen seine Ärmchen nicht entgegenstreckt. Später erleben diese Eltern, dass ihr Kind mit allen Menschen in seinem Umfeld wie mit Sachgegenständen umgeht. So nutzt das Kind die Hand von Mutter oder Vater wie ein «Werkzeug», mit dem es zum Beispiel sein Essen zum Munde führen kann. Die Eltern erleben weiterhin, dass das Spielverhalten ihres Kindes nicht auf Nachahmung zurückzuführen ist. Das Spielverhalten ist vielmehr eine stereotype Beschäftigung, mit einseitigen Fähigkeiten. So stapelt es zum Beispiel Bauklötze bis in «unermessliche Höhen», auf der Lehne eines Kinderstühlchens.

Auf die Eltern wirken ihre Kinder äußerlich gesund. Dennoch erfahren sie tagtäglich, dass ihr Kind trotz seiner gesunden Leiblichkeit diese nicht im Rahmen einer altersgemäßen Entwicklung ergreift. Obwohl die Sprechorgane gesund veranlagt sind, spricht das eine Kind gar nicht, das andere nur mit den Eltern, wieder ein anderes nur, wenn es mit sich alleine ist. Bei allen klingt die Sprache mehr oder weniger monoton und die Sprache ist oft ein Gebrauch von Wörtern, ohne Inhalt.

Entsteht ein vertrauensvolles Verhältnis zwischen Eltern oder Erziehern mit dem Kind, wirkt dieses Verhältnis von außen gesehen unpersönlich. Ohne diese Bindung mit den Erwachsenen wäre das Kind hilflos und sehr einsam. Von einer höheren Warte aus gesehen, haben diese Kinder häufig ein sehr intensives und karmisch scheinendes Verhältnis zu ihren Eltern, in meiner Erfahrung oft besonders zu der Mutter.

b) Bei Kindern mit einer leichteren Form von Autismus

Hier beobachten wir nicht selten erst nach dem zweiten oder dritten Lebensjahr erste Auffälligkeiten. In unserer Beobachtung müssen wir sehr aufmerksam sein und dürfen nicht zu schnell urteilen. Sagt das Kind dann und wann Du statt Ich oder Ich statt Du? Wie ist seine Sprachentwicklung? Kann es nachahmen? Hat sein Verhalten stereotype Symptome? Schaut es seine Eltern und Erzieher an, wenn es angesprochen wird? Hat es einseitige, auffallende Fähigkeiten? Mag es nicht in die Arme genommen werden, scheut es überhaupt den körperlichen Kontakt mit anderen?

Ein Kind mit einer leichten Form von Autismus muss noch nicht hilfebedürftig sein! Außerdem ist es wichtig, Eltern nicht mit einer frühzeitigen und ungenauen oder gar falschen Diagnose zu verunsichern. Im Prinzip ist es anzuraten, erst in den letzten zwei Kindergartenjahren eine vorläufige Beurteilung vorzunehmen.

Es wäre gut, wenn wir uns als Gesellschaft sensibilisieren, alle Kinder so anzunehmen, wie sie in ihrer individuellen Weise auf Erden angekommen sind. Erst dann können wir sowohl den Kindern als auch ihren Eltern helfend zur Seite stehen.

c) Medizinische Gesichtspunkte

Wenn in einem späteren Lebensabschnitt bei einem Menschen mit Autismus medizinisch festgestellt wird, dass leiblich das eine oder das andere nicht gesund ist, müssen wir das an erster Stelle – wenn es überhaupt mit dem Autismus im Zusammenhang steht – als eine Folge und nicht als eine Ursache des Autismus begreifen.

d) Autistisches Verhalten bei nichtautistischen Kindern

In manchen Fällen kann eine körperliche Erkrankung eine Ursache für autistisches Verhalten sein. Zum Beispiel ein Gehirnschaden direkt nach der Geburt.

Für mich stellt sich hier die Frage, ob wir das als eine besondere Form von einem autistischen Verhalten betrachten sollen.

9 Begegnungen mit Menschen mit Autismus

Junge Menschen mit Autismus, auch die mit einer schweren Form, sind während ihres Schlafes körperlich gesehen entspannt, nicht selten mit schön geformten Gesichtszügen. Sobald Menschen mit einer *schweren Form von Autismus* aufwachen, zeigen sie uns ihr zwanghaftes Verhalten und ihre oft verzerrten Gesichtszüge. Dieses Verhalten ist individuell sehr verschieden. Manchmal beobachten wir einen verzweifelten Ausdruck im Gesicht und in den Augen, meistens verursacht von dem täglichen Ringen mit ihrer Leiblichkeit, mit der sie keine adäquate Beziehung finden.

Wenn sie ruhig sitzen, beobachten wir eine unpersönliche und unbewegte Mimik. Sind sie ängstlich, unzufrieden oder wütend, ist das Gesicht verkrampft.

Sie schauen uns nicht an, ihr Blick ist leer, abwesend, verlassen und manchmal eben ängstlich. Manche Menschen mit Autismus, die sprechen können, stellen oft ständig die gleichen Fragen.

Es gibt Menschen mit Autismus, die nur mit wenigen ausgewählten Menschen sprechen.

Ein nichtsprechender Mann mit einer schweren Form von Autismus, dem ich begegnet bin, steht immer dann auf, wenn seine Mutter den Raum verlässt, und läuft ihr dann hinterher.

Jeder Mensch mit Autismus verhält sich individuell auf seine Weise.

Menschen mit einer *leichten Form von Autismus* begegnen wir in der Schule und im Berufsleben. Ein gutes Beispiel von einer Frau mit Autismus, die eine Stelle im Berufsleben gefunden hat und sehr erfolgreich ist, ist die bekannte nordamerikanische Wissenschaftlerin Temple Grandin. Einerseits ist sie intellektuell begabt, Professorin für Zoologie und in den Vereinigten Staaten von Amerika die leitende Spezialistin für das Entwerfen von

Gebäuden für die kommerzielle Tierhaltung. (Siehe Literaturliste Nummer 14.)

Andererseits befindet sie sich oft «außerhalb» ihres Körpers. Dann begibt sie sich in eine «Druckmaschine», die sie für sich selbst entwickelt hat. Das hilft ihr, ihren Alltag zu meistern und ihre berufliche Arbeit ausüben zu können. Diese «Druckmaschine» vermittelt ein Druckerlebnis auf bestimmte Körperteile.

Bei manchen Kindern hilft es tatsächlich, wenn sie zum Beispiel engsitzende Kleidung tragen. Durch die dadurch entstandenen Tasterfahrungen bekommen sie vermehrt ein Erlebnis des eigenen Leibes.

10 Verhalten im Denken, Fühlen und Wollen

a) Denken

Jeder Mensch mit einer *schweren Form von Autismus* gebraucht, jeder in seiner individuellen Art, sein Nervensystem und sein Gehirn nicht so, wie es für die sensorische Fähigkeitsentwicklung vorgesehen ist. (Siehe Kapitel 6.) Gewöhnlich können sie die Informationen über ihre Sinne nicht verarbeiten und in zusammenfassenden Vorstellungen zur Ruhe bringen. Dann ist die sinnliche Außenwelt für sie eine Welt ohne Zusammenhang, ein Chaos ohne Bedeutung. Sind sie zu vielen Sinneseindrücken ausgeliefert, schließen sie ihre Augen, decken ihre Ohren mit den Händen zu und fangen an zu schreien.

Weil das Vorstellungsvermögen eingeschränkt ist, ist auch die Begriffsbildung verhindert. Ein klingendes Glöckchen wird gehört, aber eine Vorstellung vom Glöckchen entsteht nicht. Weil sie nicht darauf reagieren, scheint es für ihre Mitmenschen so, als seien sie taub oder als wollten sie das Glöckchen nicht hören.

Nimmt jemand mit Autismus die Außenwelt durch seine physischen Sinne wahr, dann existiert für ihn alles mehr oder weniger aus einzelnen Details, ohne Zusammenhang.

Hingegen sind seine Wahrnehmungen außerhalb seines Leibes gekennzeichnet von Überblick und Zusammenschau! (Siehe Beispiel Seite 23.)

Wörter, die ein Verhältnis zwischen den Dingen bilden wie *und, unter, oben, zwar, ebenso* usw., verstehen sie oft nicht oder sie werden nicht richtig angewendet.

Die Begriffsbildung bei Menschen mit einer leichten Form von Autismus ist oft anders als gewöhnlich. Naiv oder auch genial.

Meistens verstehen sie «den doppelten Boden» von Sprichwörtern und Ironie nicht. Sie erkennen nicht die Unwahrheit in Ironie und vielen Sprichwörtern. Das holländische Sprichwort:

«*De beste stuurlui staan aan wal*» (die besten Steuermänner oder Kapitäne stehen am Ufer), ist für Menschen mit Autismus die Wirklichkeit: Die besten Steuermänner oder Kapitäne stehen also nicht auf dem Schiff!

Das damals 16-jährige Mädchen mit einer leichten Form von Autismus, Greta Thunberg aus Schweden, das erst an Freitagen alleine für eine bessere Klimapolitik protestiert hat, statt in die Schule zu gehen, ertrug es nicht länger, dass Politiker nicht danach handelten, was sie ihren Wählern versprochen hatten. Sobald Menschen mit Autismus eine Unwahrheit erkennen, ertragen sie das nicht. Dann reagieren sie mit einer Art «Schwarz-Weiß-Denken» und handeln danach.

Diese Haltung von «entweder – oder» hat etwas Zwanghaftes, aber es gab Greta Thunberg durchaus eine positive Energie, was viel in Bewegung gebracht hat.

b) Fühlen

Die Fähigkeit, sich in den Anderen einzuleben oder mit jemandem Mitleid zu haben, ist bei Menschen mit Autismus weniger entwickelt. Wenn wir einfühlend versuchen, uns in die seelische Lage eines Mitmenschen zu versetzen, müssen wir uns erst selbst mit der eigenen Leiblichkeit gut verbunden haben.

Außerhalb ihres Leibes, und damit von einer höheren und objektiven Ordnung, *registrieren* die Menschen mit Autismus die Sorgen und Freuden ihrer Mitmenschen ganz deutlich.

> *Iris Johansson, eine schwedische Frau mit Autismus, beschreibt das in ihrem Buch: Sobald sie als kleines Kind außerhalb ihres Leibes war, bemerkte sie immer wieder, dass ihre Mitmenschen in ihrer Familie und in dem Dorf, wo sie aufwuchs, anders dachten und fühlten, als sie sprachen und handelten. Darunter litt sie. Eine Ausnahme betraf ihren Vater, der war authentisch und galt deshalb für die sehr traditionell lebenden Dorfbewohner als zu nonkonformistisch und sogar als nicht sozial.* (Siehe Literaturliste Nummer 3.)

Menschen mit Autismus leiden, wenn Menschen etwas sagen, was sie nicht meinen. Wir leben in einer Welt mit sozialen Konventionen, wo es unangenehm auffällt, wenn jemand mit Autismus sich nicht daran hält und ohne Umschweife seinem Chef sagt, dass er aus dem Mund riecht.

Menschen mit einer schweren Form von Autismus erleben es oft als angenehm, in engen oder sogar abgeschlossenen Räumen zu sein. Dort fühlen sie sich sicher. Unter dem Tisch oder in einem Schrank «fühlen» sie sich oft mehr beschützt als in ihrem eigenen «Haus», ihrem Körper.

Diese Menschen haben meistens kein gefühlsbetontes Interesse an den «toten» Dingen ihrer Umgebung, sondern eine zwanghafte Beziehung. Das kann ein Lichtschalter sein, der drehende Motor eines Autos oder Ventilators, ein Klavier, das bespielt wird. Ein Verhältnis zu den lebendigen Dingen ihrer Umgebung wie zu Pflanzen und Tieren haben sie meistens nicht oder, wenn, in ihrer eigenen Art. Wenn versucht wird, einen Umgang mit Tieren oder Pflanzen anzubahnen, dann müssen wir darauf achten, ob es auch sinnvoll wäre. Es existieren Berichte, dass der Umgang mit bestimmten Tieren manchmal helfen kann, Menschen mit Autismus mehr oder weniger aus ihrer Isolation zu befreien.

Weil sie wenig oder kein Verhältnis zu Zeit und Zeitstrukturen haben, strukturieren sie ihren Alltag mit festgelegten Mustern. Wir erleben ihre festgelegten Rituale beim Aufstehen, bei den Mahlzeiten und bei den alltäglichen Tätigkeiten. Sehr hilfreich kann es sein, mit Hilfe eines Bildkalenders den Tagesablauf und ganz besonders den Ablauf der verschiedenen Tage der Woche anschaulich zu machen. Allerdings können nicht alle Menschen mit einer schweren Form von Autismus Bilder oder Piktogramme lesen.

Bei Menschen mit einer leichteren Form von Autismus sind diese Phänomene auch bemerkbar, nur nicht so ausgeprägt. Auch bei ihnen hilft ein Bildkalender, besonders bei der Vorbereitung anstehender Änderungen im Tagesablauf.

Beim Zeichnen und Malen im Unterricht wäre es gut, erst einen Vorblick zu geben, dann den Auftrag durchzuführen und zum Schluss auf die Arbeit zurückzublicken. Damit bringen wir ihre Arbeit in *einen Prozess*, in dem sie etwas erleben können. Ein Prozess ist ein Zeiterlebnis!

Einfühlungsvermögen:

Ein erwachsener Mann mit einer leichteren Form von Autismus erzählte mir, dass er absolut keine Empathie, kein Einfühlungsvermögen hat. Er hatte gelernt, die Gefühle seiner Mitmenschen äußerlich wahrzunehmen, indem er auf den Blick seines Gegenübers achtete, wozu er nur ganz kurz imstande war. Außerdem achtete er auf Mikrobewegungen, zum Beispiel die der Augenlider. Es blieb bei äußerlichen Hilfsmitteln. Er bekam von seinem Therapeuten die Empfehlung, sich im Büro, wo er berufstätig ist, anzupassen. Das hilft ihm zwar im sozialen Leben, sich zu behaupten und mit sozialen Codes umzugehen, aber der Ansatz ist nach meinem Verständnis nicht ganz richtig. Ich habe ihn angeregt, dass er zusammen mit seinem Therapeuten seine Kollegen darauf aufmerksam macht, dass nicht nur er lernen muss, mit seinen Kollegen umzugehen, sondern sie auch mit ihm als Mensch mit Autismus!

Wir können ebenso wenig von einem blinden Kollegen verlangen, dass er lernen muss, bitte etwas weniger blind zu sein, oder von einem tauben Kollegen, etwas weniger taub. So können wir von einem Menschen mit Autismus nicht erwarten, «sei doch mal ein bisschen weniger autistisch». Wenn wir nur erwarten, dass der blinde, der taube und der autistische Mensch sich an uns anpassen sollen, finden wir nicht den richtigen Umgang mit ihnen.

c) Wollen

Das Willensleben habe ich in den vorherigen Kapiteln schon ausführlich beschrieben und möchte es nur noch mit einigen Gesichtspunkten ergänzen.

Wie wir sagen können: «Ich bin Geist und ich habe eine Seele», können wir auch sagen: «Ich bin Wille (ich bin eins mit meinem Willensleben) und ich habe Vorstellungsbilder.» (Siehe Notizen 5.)

Ich zeige, wer ich bin, durch dasjenige, was ich tue, wie ich handele und mit welchen Motiven. Ich kann viele gute Ideen und Vorstellungen haben, aber damit zeige ich noch nicht, wer ich eigentlich bin.

Ein Mensch mit einer schweren Form von Autismus hat einerseits kein oder wenig Vorstellungsvermögen. Andererseits ist es für ihn schwierig, etwas zu wollen, ein Wille zu sein.

Wir können es aus einem anderen Blickwinkel gesehen auch so benennen, dass der Mensch mit Autismus einen eingeschränkten Zugang zu seinem Willensleben hat. Um als Mensch auf Erden wollen zu können, *ein Wille zu sein,* müssen wir uns mit unserem Leib als Instrument, als unser ausführender Organismus, verbinden. Kommt die Verbindung nicht zustande, können wir kein Wille sein.

Statt Willensimpulse mit seinem Leib zu entfalten, scheint es, als ob ein Mensch mit einer schwereren Form von Autismus von zwanghaften Ritualen abhängig ist, die sein körperliches Verhalten automatisieren.

Bei Menschen mit einer leichteren Form von Autismus konstatieren wir in einer geringeren Art auch einige Zwänge. Manchmal sind die für Außenstehende kaum bemerkbar.

Sie neigen dazu, etwas unbeweglich in vertraut gewordenen Gewohnheiten zu sein. Wir können ihnen helfen, wenn wir den Tagesablauf rhythmisch gestalten. Wenn wir bei ihnen Interesse wecken können oder sie bloß neugierig machen, können wir sie einladen, bei kleinen und größeren Veränderungen mutig mitzumachen.

Sie zu etwas zu zwingen, wird sich immer als kontraproduktiv herausstellen. Sobald sie erleben, dass wir von ihnen etwas erwarten, neigen sie leicht dazu, seelisch zu blockieren.

11 Anregungen im Umgang mit Menschen mit Autismus

Am Anfang steht, dass wir allen Menschen mit Autismus signalisieren, dass wir sie mit ihren verschiedenen Formen von Autismus akzeptieren, so wie sie sind. Dass wir nicht vorhaben, sie therapeutisch zu ändern. Von Kindern und Erwachsenen mit Down-Syndrom habe ich gelernt, wie wir am besten mit ihnen umgehen können. Sie erzwingen nichts und sie erwarten von ihren Mitmenschen mit Autismus nichts. Auch wir laden Menschen mit Autismus ein, um uns zusammen auf den Weg zu machen, um zu lernen. (Siehe Kapitel 13.) Wir reichen ihnen die Hand, um die Arbeit in der Schule und in der Werkstatt zusammen zu beginnen. Das schafft Vertrauen und so kann eine helfende Beziehung zwischen Pädagogin/Pädagoge und Menschen mit Autismus entstehen. Diese allgemeine Regel gilt sowohl für Menschen mit einer schweren als auch für Menschen mit einer leichteren Form von Autismus.

Eine hilfreiche soziale Dynamik in der Schulklasse, in der Wohngruppe und in der Werkstatt lässt sich bei Kindern oder Erwachsenen mit einer Form von Autismus oft beobachten, wenn auch Menschen mit dem Down-Syndrom in der Gruppe sind. Durch ihre Anwesenheit und ihren offenen Umgangsstil können sie Menschen mit Autismus einfacher einladen, um zum Beispiel rechtzeitig im Unterricht oder in der Werkstatt zu sein.

Kinder mit Autismus können es meistens nicht gut ertragen, wenn sie auf den Schoß oder in die Arme genommen werden. Obwohl es gut für sie wäre, weil sie dadurch über den Tastsinn mehr Identifikation mit ihrem Leib bekommen würden. Stattdessen könnten Therapeuten diese Beziehung zum eigenen Leib fördern mit Hilfe von Einreibungen. In der Schule könnte es helfen, indem wir das Kind seine Körperteile abtasten und sie benennen lassen. (Unterricht in Körpergeographie.) Engsitzende Kleidung regt das Körpergefühl auch an, so wie Temple Grandin es in ihrer «Druckmaschine» erlebt. (Siehe Kapitel 9.)

Jedoch dies alles nur, wenn das Kind es auch zulässt.

Es ist allgemein bekannt, dass ein Kind mit Autismus bei Fieber mehr anwesend ist. Durch Wärme zieht das «Ich» des Kindes in den Leib ein. Das wäre ein Zeichen, dass eine Wärmflasche oder ein warmes Bad bei manchen Kindern helfen könnte.

Auch Chirophonetik (siehe Notizen 1) kann therapeutisch einen positiven Einfluss haben, sich besser mit dem eigenen Leib zu identifizieren.

Es ist wichtig, dass wir gut artikuliert und nicht zu schnell sprechen und dabei klare Vorstellungen bilden bei dem, was wir Menschen mit Autismus mitteilen. Eventuell können wir unser Sprechen mit Gebärden unterstützen. Schöne Texte, Gedichte und Sprüche mit künstlerischen oder religiösen Inhalten können den Wesenskern ansprechen und dazu führen, dass er sich gesehen, erkannt und verstanden fühlt.

Das Feiern von Jahresfesten kann helfen, um sich in den Zeitabläufen zu orientieren. Viele Menschen mit Autismus, die ich kenne, fragen zum Beispiel nach einer Verbindung mit dem Christus und verlangen nach entsprechenden ritualen Texten. Es wäre schön, diesem Wunsch zu entsprechen, wenn er ausgesprochen wird. Auch die schon erwähnten Brüder mit Autismus aus Schweden teilen uns das mit. (Literaturliste 6 und 7.)

Erwachsene Menschen mit Autismus besuchen auffallend gerne Konzerte von Bach und Mozart. Es lohnt sich, wenn wir versuchen, Menschen mit Autismus mit Theater, Musizieren, Singen und Eurythmie eine Beschäftigung zu vermitteln, in der Sinn erlebbar wird. Diese Aktivitäten «ernähren» das Geistig-Seelische (nicht nur, aber auch) von Menschen mit Autismus. Sie sind meistens sehr dankbar, wenn wir ihnen diese Dinge anbieten, auch wenn sie nicht imstande sind, daran aktiv teilzunehmen!!

Ein 16-jähriger Junge mit Autismus in einer Camphill-Einrichtung in Süddeutschland lernte mit «gestützter Kommunikation» (FC) sich das erste Mal zu äußern. Das Erste, was er schrieb, war, dass er seiner Klassenlehrerin (vom ersten bis einschließlich dem achten Schuljahr) nachdrücklich und herzlich dafür dankte, dass er viel von ihr gelernt hat. Seine Lehrerin hatte ihn immer in ihrem Unterricht dabeigehabt und ihn einbezogen, obwohl er ihr äußerlich nicht zeigen konnte, dass er am Unterricht aktiv teilnahm!

Erwachsenen mit Autismus, die als Kind schon einseitige Fähigkeiten hatten, können wir gut helfen, wenn wir Möglichkeiten finden, diese in sinnvolle Fähigkeiten zu verwandeln und diese dann in ihrem Berufsleben einzubringen. Zum Beispiel in die Herstellung von Musikinstrumenten. (Choroi-Werkstätten z. B.) Oder auch in anderen Berufen, wenn es darauf ankommt, sehr genau arbeiten zu müssen.

Bei anderen Erwachsenen mit Autismus wird sich herausstellen, dass sie zeitlebens mehr Zuschauer im Leben bleiben werden. Wenn das so ist, sollten wir das natürlich akzeptieren und respektieren – wie alles, was mit dem individuellen Schicksal zu tun hat.

Ein Erwachsener mit Autismus, den ich persönlich kenne, geht in eine geschützte Werkstatt, in der er sehr einfache Arbeiten verrichtet, sonst einfach präsent ist. Zweimal in der Woche nahm er bis vor Kurzem allerdings an zwei verschiedenen Gesprächsgruppen teil, einmal mit akademischen und einmal mit anthroposophischen Inhalten. Weil er nicht spricht, wurde er von seiner Mutter begleitet, die seine Beiträge mittels FC (gestützter Kommunikation) einbrachte.

12 Gesellschaft und Autismus

In der heutigen, modernen Gesellschaft sind die neuen Medien nicht wegzudenken. Sie sind ein Teil unseres Zusammenlebens geworden. Diese Medien haben für viele Menschen mit Autismus eine starke Anziehungskraft. Ein einseitiger Umgang damit ist nach meiner Auffassung nicht zu empfehlen. Einige Firmen haben entdeckt, dass Menschen mit Autismus oft große «Fähigkeiten» auf diesem Gebiet besitzen. Deshalb bekommen sie manchmal eine gut bezahlte Arbeitsstelle. Dieses kann einerseits positiv beurteilt werden, weil dadurch eine soziale Teilhabe innerhalb der Gesellschaft ermöglicht wird. Andererseits wird dabei übersehen, dass diese Beschäftigung mit den neuen Medien den Autismus verstärken kann.

Sie zieht die Individualität eines Menschen mit Autismus von seiner Leiblichkeit noch mehr weg, nicht in eine geistige oder ätherische, sondern in eine virtuelle Welt. Gesellschaftlich bekommen sie zwar Anerkennung, sozial werden sie meistens hinter dem Bildschirm noch mehr isoliert. Eine Tasse Kaffee in der Pause in der Kantine ist dann nur eine ganz kleine Unterbrechung ihrer Isolierung hinter dem Computer, vorausgesetzt sie gehen überhaupt mit in die Pause.

Menschen mit Autismus brauchen – wie eigentlich wir alle – vorrangig Erfahrungen und Erlebnisse, die wahr, schön und gut sind. (Siehe Literaturliste Nummer 6 und 7.) Durch solche reichen Erfahrungen bereiten wir uns auch auf eine gute Entwicklung zwischen Tod und einer neuen Geburt vor.

Hinter einem Bildschirm schließen wir alle uns von der uns umgebenden Außenwelt ab. Von Naturerlebnissen und vom sozialen Leben. Es verursacht das gleiche Verhalten, wie wir das bei Menschen mit Autismus beobachten. Die können sich z. B. mit ihrem ganzen Wesen in dem drehenden Motor eines Autos oder Staubsaugers befinden. Ähnlich ist es, wenn wir fernsehen: Dann erleben wir unsere Vorstellungswelt nicht in unserem

Haupt, sondern umgekehrt: Wir sind mit unserem Bewusstsein in dem Bildschirm des Gerätes.

Wie wird wohl ein Kind während des Spazierganges seine Mutter erleben, wenn sie mit der einen Hand ihr Kind festhält und die andere Hand benutzt, um sich vorrangig mit ihrem Handy zu beschäftigen? (Nicht selten beobachten wir in der heutigen Zeit, wie die Mutter oder der Vater dabei sogar vorausgehen und das Kind mit Abstand alleine folgt.)

Als die industrielle Gesellschaft begann, wurde das Down-Syndrom das erste Mal beschrieben. (John Landon Down in England 1866.) Diese Menschen sind so etwas wie ein Gegenbild des ‹typischen› Menschen in unserer modernen Gesellschaft. Konkurrenz oder Karrierestress kennen sie nicht, sie leben nicht mit Existenzängsten und haben keinen Terminkalender.

In den vierziger Jahren des letzten Jahrhunderts wurde der Computer erfunden. Danach begann nach einiger Zeit «die Informationsgesellschaft». Gleichzeitig wurde das Phänomen Autismus das erste Mal beschrieben. Es scheint, dass wir an Menschen mit Autismus auch ein Bild davon erleben können, was als Tendenz auch bei uns allen erlebbar wird, wenn wir uns vom sozialen Leben abwenden und uns den lebendigen Naturerscheinungen in unserer Außenwelt entziehen. Zum Beispiel durch den Umgang mit den neuen Medien. Das bedeutet nun nicht, dass wir die praktischen Möglichkeiten der neuen Medien verneinen sollen. Es geht lediglich darum, zu durchschauen, welchen Einfluss diese auf uns haben. Kenntnisse über das Phänomen Autismus können uns dabei helfen.

In diesem Zusammenhang scheint mir eine Bemerkung von Rudolf Steiner im «Heilpädagogischen Kurs» sehr bemerkenswert und wichtig zu sein:

> *«Wenn eine Zivilisation sich täglich vom Morgen bis zum Abend von der Außenwelt abschließt, können die Menschen kein Interesse für die irdische Außenwelt entwickeln, das heißt, für ihre natürliche Umgebung und ihre Mitmenschen. Die Folge von einem Mangel an diesen Erfahrungen ist, dass sie zwischen Tod und einer neuen Geburt keine weisheitsvol-*

len Kenntnisse erwerben können. Diese Kenntnisse brauchen wir, um für das nächste Leben einen guten und ‹vollständigen› Ätherleib (oder Bildekräfteleib) aus der Allgemeinen Ätherwelt zu bilden! Aus Mangel an Kenntnissen entsteht ein Ätherleib, der einen physischen Leib als Instrument bildet, welcher eine beabsichtigte Entwicklung im nächsten Erdenleben erschweren könnte.» (Mit eigenen Worten von mir frei wiedergegeben.)

Wie ein Musikinstrument, das nicht gut bespielbar ist.

Steiner spricht hier die möglichen Auswirkungen zivilisatorischer Faktoren an, die allgemein auf die in einem bestimmten Zeitkontext lebenden Menschen wirken können. Menschen mit Autismus können wir im Sinne dieser Ausführungen darin unterstützen, sich positiv auf ihr nächstes Erdenleben vorzubereiten, indem wir ihnen Zugang zu reichen Erfahrungen der Welt ermöglichen.

13 Auffallende und originelle Situationen

Beispiele aus dem Alltag

a) Leben in zwei Welten

Wenn Menschen mit Autismus das Denken anderer wahrnehmen, dann nehmen sie die ätherischen Denkbewegungen wahr, die sich formen zu Vorstellungsbildern, oder unter Umständen die Vorstellungsbilder gleich selbst.

Nehmen sie Gegenstände um sich herum wahr, dann nehmen sie oft den Gegenstand nicht als Bild, sondern als «Energie» wahr, und das zeigt sich als formende Bewegungen.

Bild oder Form ist eine zur Ruhe gekommene Bewegung.

> *In dem Gedicht «Das Weidenkätzchen» von Christian Morgenstern antwortet das Weidenkätzchen auf die Frage, wo es war, bevor es stofflich sichtbar wurde: «Ich war schon im ganzen Winter als Gedanke anwesend.» (Sinngemäß zitiert.) Beobachten wir das Weidenkätzchen und schließen wir danach unsere Augen, dann haben wir davon eine Vorstellung. Der Gedanke, der das Weidenkätzchen hat entstehen lassen, existiert in der ätherischen Welt und ist ätherisch als formende, gestaltende Bewegung wahrnehmbar. Das stoffliche Bild des Weidenkätzchens ist eine aus der bildenden Bewegung zur Ruhe gekommene Form, die wir mit unseren Sinnen wahrnehmen können. Von dieser Wahrnehmung bilden wir seelisch eine nicht-stoffliche Form in unserer Vorstellungswelt.*

1) Siehe Beispiel von Konstantin und Kornelius Keulen in Kapitel 4, Seite 22. (Siehe auch Literaturliste Nummer 5.)

2) Ein 14-jähriges Mädchen mit Autismus erzählte über ihre Erfahrungen in der Schule: Sobald es um mathematische Gesetzmäßigkeiten ging, war sie besser als alle Lehrer in der Schule und damit hochbegabt. Aber das praktische Rechnen mit Lineal, Gewichten und Geld machte ihr die größten Pro-

bleme. Sie konnte es nicht! (Aus einem Bericht in der «Zeit» vom 6. Juli 2017, Hamburg.)

Bei ihr fällt die Wahrnehmung in zwei Welten auseinander. Auf der einen Seite das Wahrnehmen der Gesetzmäßigkeiten und der Weisheit innerhalb der geistigen und/oder der ätherischen Welt. (Zum Beispiel die Gesetzmäßigkeiten der Mathematik.) Auf der anderen Seite die Wahrnehmungen und das Erleben des praktischen Lebens innerhalb der physischen, irdischen Welt. (Siehe Kapitel 5.)

b) Beispiele beim Wahrnehmen von dem, was andere denken

1) Ein nichtsprechender Mann mit Autismus aus Schweden saß mit seiner Mutter in der letzten Reihe eines Schauspielhauses in der Schweiz. Die Schauspieler sprachen deutsch. Der Mann konnte mit Hilfe von FC (siehe Notizen 2) sich später schriftlich äußern, was er während des Schauspieles erlebt hatte. Er hörte nicht, was die Schauspieler sprachen, sondern er nahm dasjenige wahr, was sie während des Sprechens dabei konkret gedacht hatten.
2) Ein Junge mit Autismus konnte mir erzählen, dass er bald von seinen Eltern, welche ca. 100 km entfernt wohnten, besucht werde. Es traf genau zu; er hatte die Gedanken und ihr Vorhaben wahrgenommen.
3) Ein nichtsprechender Mann mit Autismus, der mit Hilfe von FC mit mir kommunizieren konnte, war drei Mal bei meinen Vorlesungen über Autismus anwesend. Das erste Mal hat er den Inhalt meiner Lesung direkt an seinen Freund, der zu Haus geblieben war, «weitererzählt». Ein anderes Mal teilte er mir mit, dass er während der Vorlesung viele Menschen mit Autismus eingeladen hat. Sichtbar anwesend waren sie nicht.
   Er teilte mir außerdem mit, dass er mit Menschen über große Entfernungen «Kontakte» pflegt, zum Beispiel mit Menschen mit Autismus in Nordamerika.

c) Umgekehrtes Willensleben (siehe Kapitel 5)

Viele Menschen mit Autismus sind nicht imstande, von sich aus den Löffel in die Hand zu nehmen, um mit dem Essen anzufangen. Sie warten ab, bis der Willensimpuls von dem Löffel kommt oder von einem Menschen in ihrer Nähe.

d) Weitere Beispiele von Symmetrie-Zwängen (siehe Kapitel 7)

1) Auf einem gedeckten Tisch darf kein Teller fehlen. Als ein Mitarbeiter in einer Wohngruppe beim Austeilen des Mittagessens einen Teller zu sich nahm, stand ein Junge mit Autismus auf und holte schnell einen weiteren Teller aus dem Schrank, um die freie Stelle auf dem Tisch wieder zu schließen.
2) Ein kleiner Junge mit Autismus in einer Wohngruppe stellte alle linken Schuhe seiner Mitbewohner in eine linke Reihe und alle rechten Schuhe in eine rechte Reihe, natürlich in Symmetrie zueinander. (Literaturliste Nummer 9.)

e) Beispiele des Umgangs von Menschen mit dem Down-Syndrom mit Menschen mit Autismus

1) In einer Wohngruppe mit Erwachsenen kam ein Mann mit Autismus immer erst dann an den Tisch, als alle anderen Bewohner ihre Mahlzeit beendet hatten. Bis zu dem Tag, als ein Mann mit Down-Syndrom neu in die Gruppe aufgenommen wurde. Dieser Mann lud den Mann mit Autismus ein, gemeinsam mit ihm rechtzeitig an den Tisch zu kommen, was auch gelang. Menschen mit Down-Syndrom erwarten und verlangen nichts, sondern sie laden ein. (Siehe Kapitel 11.)
2) Nachdem ich die Eröffnungsfeier des ersten Schultags meiner neuen ersten Klasse in der Aula beendet hatte und die Eltern ihre Kinder in den Klassenraum gebracht und dort sich verabschiedet hatten, versteckte ein Mädchen mit Autismus sich unter dem Tisch in dem Raum nebenan. Und ... sie «spielte einen Tiger», das heißt, mit gefährlichem Gebrumm und dem Zeigen ihrer «Krallen» wehrte sie alle Anforderungen von sich ab, in die Klassengemeinschaft dazuzukommen.

Danach schlug ich ihr vor, ein Mädchen mit Down-Syndrom zu begleiten und ihr im Unterricht und bei anderen Beschäftigungen zu helfen. Der «Tiger» schwieg erst einmal. Fünf Minuten später schickte ich das betreffende Mädchen zu ihr und, tatsächlich, Hand in Hand kamen sie danach zusammen in die Klasse. Nachdem sie sich auf diesem Wege integrieren konnte und sie sich zunehmend aufgehoben und sicherer fühlte, verschwanden mit der Zeit auch ihr Asthma und ihre Hautallergien.

f) Nicht «Wollen können»

Während einer Sonntagshandlung für die Kinder[2] antwortete das gleiche Mädchen auf die Worte der Religionslehrerin «der Gottesgeist wird sein mit Dir, wenn Du ihn suchest» nie mit den Worten «ich will ihn suchen». Auf meine Frage, warum sie immer schwieg, antwortete sie: «Ich will ihn nicht suchen, ich will, dass er immer bei mir ist!» Für sie war das so richtig und von meiner Seite durfte das natürlich so bleiben.

g) Auch eine Art Umkehrphänomen

Statt die Augen und die Ohren «zu vergessen», um sie für die wahrnehmende Seele als Tore zur Außenwelt zu benutzen, drücken oder bohren manche Kinder mit Autismus mit ihren Fingern auf diese Sinnesorgane und verschließen sie.

Manche kleinen Kinder mit Autismus können in ihrem Laufställchen lange auf dem Kopf stehen statt auf ihren Füßen.

h) Eine Art, ansprechbar zu sein

Ein junger Mann konnte mit seiner Wohngruppenleiterin nur reden, solange er zeitgleich das (damalige) Testbild des Fernsehers anschaute.

---

2 In der ersten Freien Waldorfschule in Stuttgart gab Rudolf Steiner den Hinweis, den Religionsunterricht von den Vertretern der Kirchen geben zu lassen. Jedoch, viele Kinder kamen aus nicht konfessionell gebundenen Familien. Diese bekamen Religionsunterricht von Lehrerinnen und Lehrern, die von Rudolf Steiner dafür beauftragt wurden. Außerdem baten Eltern und Lehrer Rudolf Steiner, für diese Kinder, die keine Kirche besuchten, eine kultische Sonntagshandlung einzuführen.

14 Wissenschaftliche Forschung – ein Beispiel

In den nicht-anthroposophischen wissenschaftlichen Forschungs-Veröffentlichungen über Autismus fällt mir auf, dass die Untersuchungen zu diesem Thema heute meistens medizinisch orientiert sind. So werden häufig die Organe oder die Verdauung untersucht, aber besonders die Gehirnfunktionen. Ich möchte in diesem Zusammenhang auf ein Buch hinweisen: «Der Junge, der zu viel fühlte», geschrieben von dem Journalisten Lorenz Wagner, herausgegeben beim Europa Verlag, München 2018.

In diesem Buch wird über den bekannten Hirnforscher Henry Markram und seinen Sohn berichtet. Der Vater wusste lange nicht, was mit seinem Sohn sein könnte. Nach langem Umherirren bei vielen Ärzten und Therapeuten erzählte eine Therapeutin aus Kanada ihm, dass sein Sohn Autismus hat. Diese Diagnose veranlasste ihn, das Gehirn von Menschen mit Autismus zu erforschen. Nach vielen Jahren intensiver Untersuchungen, begleitet von sehr hohen Forschungskosten, kam er zu der Einsicht, dass bei Menschen mit Autismus die Gehirnzellen aktiver sind als bei Menschen ohne Autismus. Das war innerhalb der Wissenschaft revolutionär, weil man bis dahin vom Gegenteil ausging. Henry Markram bekam deshalb viel Widerspruch und auch Ablehnung. Nach unzähligen Versuchen, seinem Sohn helfen zu wollen, kam er für sich zu der Schlussfolgerung, dass wir nicht versuchen sollen, Menschen mit Autismus heilen zu wollen!

Menschen mit Autismus wollen das auch nicht. Wir müssen lernen zu akzeptieren, dass Menschen mit Autismus nicht krank sind, sondern eine andere Form des Daseins auf Erden haben.

15 Ergänzende Gesichtspunkte

Meine Vermutungen, dass manche Menschen mit Autismus traumatische Erfahrungen aus ihrem letzten Leben mitgebracht haben, wurden später in vielen Gesprächen, die ich hatte, bestätigt. Die Art solcher traumatischen Erlebnisse müssen wir sehr differenziert anschauen. Man kann sich vorstellen, dass eine traumatische Erfahrung aus dem letzten Leben der Grund dafür sein kann, dass der betreffende Mensch davor zurückschreckt, ein erneutes Dasein auf Erden zu beginnen.

Es ist aber auch nicht so, dass wir bei allen Menschen mit Autismus unbedingt von mitgebrachten traumatischen Erlebnissen ausgehen müssen. Die drei Brüder und ihr Freund aus Schweden, alle mit einer sehr schweren Form von Autismus, berichten jedoch zum Beispiel davon in den *Flensburger Heften Nr. 112 und 120.*

Eine andere Möglichkeit, sich eine Situation vorzustellen, in der ein Mensch davor zurückschreckt, ein neues Leben auf Erden zu beginnen, könnte Folgendes sein. Nach Rudolf Steiner bereitet jeder Mensch seine Geburt mit einer Art ‹Vorschau› auf sein kommendes Leben vor. Alles was an sozialen und kulturellen Entwicklungen auf Erden anwesend ist und sein wird und deren Einfluss auf den kommenden Lebenslauf der betreffenden Individualität berührt die Seele kurz vor der Geburt in seinem vorgeburtlichen Dasein.

Darüber schreibt auch Henning Köhler in seinem Aufsatz, *Wenn die Seele vor dem Leben zurückschreckt*, in der Zeitschrift *Erziehungskunst*, Dezember 2010.

Durch ein solches Zurückschrecken können verschiedene seelische Situationen entstehen, auch die leichtere Form von Autismus. Dieser Wirklichkeit sollten wir eher mit Empathie und pädagogischer Begleitung begegnen als mit medizinischen und therapeutischen Diagnosen.

Der Inhalt dieses Buches will nicht mehr sein als eine Anregung für die Leserinnen und Leser, um weiter nach einem vertieften

Verständnis zu suchen, die Hintergründe von Autismus zu erforschen.

16 Schlusswort

Ich hoffe sehr, dass das Lesen dieses Buches dazu beitragen kann, dass Menschen mit Autismus erleben, dass wir sie besser verstehen lernen und akzeptieren, so wie sie sind!

Ich danke allen Erwachsenen und Kindern, die auf unsere therapeutische und biografische Begleitung angewiesen sind und denen ich begegnet bin, die ich begleitet und unterrichtet habe. Von ihnen durfte ich sehr viel lernen!

Ich danke auch Truus van de Kaaij und Hans Lemmens für ihr Mitdenken bei der Entstehung der Veröffentlichung in den Niederlanden.

Barbara Alberti danke ich für ihr aktives Mitdenken und Redigieren dieses in der deutschen Übersetzung geschriebenen Textes.

Jos Meereboer, Ottersberg-Quelkhorn
Januar 2022

Veröffentlichung dieses Textes in den Niederlanden:
Leven met autisme, een bijzondere vorm van bestaan. In: *Gezichtspunten 67*, herausgegeben von Centrum voor gezondheidszorg, Dronten. Januar 2020

Dieser Text des Heilpädagogen und heilpädagogischen Lehrers Jos Meereboer kam in den Niederlanden zustande durch eine Zusammenarbeit innerhalb des Projektes «buiten je zelf» («Außerhalb deines Selbst»).

Dieses Projekt ist eine Fortsetzung des von Truus van de Kaaij ins Leben gerufenen Projekts «Gevoelig en Begaafd» («Sensibel und Hochbegabt») in Zusammenarbeit mit dem anthroposophischen Arzt Ramses van Hees (1967–2015).

Innerhalb dieses Projekts entstanden außerdem die Hefte *Gezichtspunten 64 – Hoogsensitiviteit* von dem Heilpädagogen und Therapeuten Hans Lemmens und *Gezichtspunten 65 – Hoogbegaafdheid* von Truus van de Kaaij, Spezialistin für hochbegabte Menschen.

Das Tafelbild aus dem Heilpädagogischen Kurs von Rudolf Steiner auf Seite 31 hat der Autor für die Drucklegung nachgezeichnet.

Der Autor

Jos Meereboer ist Heilpädagoge, geboren 1948 in Schoorl, Holland.

Nach seiner Arbeit als Grafiker und Illustrator begann er 1974 mit dem Studium der Anthroposophie, mit Schwerpunkt Heilpädagogik.

Seit 1979 arbeitete er in Norddeutschland als heilpädagogischer Lehrer und Dozent in verschiedenen anthroposophischen Einrichtungen.

Seit 2010 ist er freischaffend tätig als Seminarleiter und Vortragender zu den Themen Anthroposophie, Pädagogik, Erziehung, Heilpädagogik und Kunst.

In Zusammenhang mit seinen Kursen, besonders in der Heilpädagogik, berät er ErzieherInnen und PädagogInnen während seiner Besuche in Kindergärten und Schulen sowie MitarbeiterInnen in Einrichtungen für Erwachsene mit Hilfebedarf.

Zum Thema Autismus gab er Vorlesungen und Workshops in den Niederlanden und in Deutschland.

Literatur

1. Rudolf Steiner: *Heilpädagogischer Kurs*. GA 317. Dornach [8]1995, S. 76 ff.

2. Rudolf Steiner: *Allgemeine Menschenkunde als Grundlage der Pädagogik*. GA 293. Dornach [9]1992, S. 30 ff.

3. Iris Johansson: *En annorlunda barndom*, Stockholm 2007. In der deutschen Übersetzung: *Eine andere Kindheit*, Verlag Urachhaus, Stuttgart 2012.

Iris Johansson ist nicht anthroposophisch orientiert. Sie beschreibt ihre Biografie trotzdem in einer Weise, dass die anthroposophische Sichtweise inhaltlich wiederzuerkennen ist.

4. Birger Sellin: *ich will kein inmich mehr sein. botschaften aus einem autistischen kerker*. Verlag Kiepenheuer & Witsch, Köln 1995, S. 157. (Geschrieben mit Hilfe von FC.)

5. Konstantin und Kornelius Keulen: *Und dann jagen wir unseren Gedanken nach*. Verlag Concepsion Seidel OHG, Hammerbrücke, 2010.

In diesem Buch wird beschrieben, wie diese Zwillinge mit FC erst das Abitur machten und danach an der Universität in Potsdam studieren konnten. Der übrige Text besteht aus Gedichten, Essays und Miniaturen von diesen Zwillingen.

6. *Autisten berichten. Einblicke in die geistige Welt*. Flensburger Hefte 112, zweite Auflage 2012.

Inhalt: Interview mit Jos Meereboer: *Draußen vor dem Tor;* Hilka Osika: *Wie und warum FC funktioniert*. Hilka Osika ist verheiratet, hat fünf Söhne, wovon drei eine schwere Form von Autismus haben. Sie sind schwedische Staatsbürger und wohnen dort. Hilka Osika hilft ihren Söhnen Erik, Markus und Andreas und deren Freund Martin, mit Hilfe von FC zu kommunizieren. (Diese Ausgabe ist auch in italienischer und englischer Sprache erschienen.)

7. *Autisten berichten* 2. Flensburger Hefte 120.

Inhalt: Drei Gespräche von Hilka Osika mit ihren Söhnen Erik und Andreas. Ein Gespräch von Wolfgang Weirauch mit Erik Osika und seinem Freund Martin.

8. Ein Interview mit Jos Meereboer: *Leben mit Autismus*. In: Hinweis, einem Programmheft für anthroposophische Einrichtungen in Hamburg und Umgebung, April 2013. (Diese Hefte sind im Internet

archiviert und herunterzuladen unter http://www.treuhandstelle-hh.de/hinweis-php)

9. Walter Holtzapfel: *Seelenpflege-bedürftige Kinder. Zur Heilpädagogik Rudolf Steiners.* Band I/II. Verlag am Goetheanum, Dornach 2003 (vergriffen).

10. Renate Wispler: *Menschenkundliche Aspekte zum Verständnis autistischer Phänomene.* In: *Medizinisch-Pädagogische Konferenz, Stuttgart. Heft 62 – August 2012.*

Rundbrief für in der Waldorfpädagogik tätige Ärzte, Erzieher, Lehrer, Eltern und Therapeuten.

10a. Siehe auch die Broschüre *Autismus Spektrum.* Hrsg.: Ingrid Ruhrmann. Medizinische Sektion der Anthroposophischen Gesellschaft in Dornach, Schweiz.

11. Hans Müller-Wiedemann et al.: *Der frühkindliche Autismus als Entwicklungsstörung und Hintergründe.* Verlag Freies Geistesleben, Stuttgart 1988.

11a. Hans Müller-Wiedemann: *Autismus verstehen.* In: *Beiträge auf Grundlage anthroposophischer Menschenkunde*, 2010. Hrsg.: B. Schmalenbach und D. Schulz.

12. Karl König et al.: *Der frühkindliche Autismus als Entwicklungsstörung: Erscheinungsformen und Hintergründe.* Verlag Freies Geistesleben, Stuttgart 1988.

13. Lorenz Wagner: *Der Junge, der zu viel fühlte.* Europa Verlag, München 2018.

14. Temple Grandin (1947), amerikanische Staatsbürgerin mit Autismus. Professorin für Zoologie und Spezialistin für das Entwerfen von Ställen für die kommerzielle Viehhaltung. Viele Veröffentlichungen, auch über Autismus.

Notizen

1. Der Österreicher Alfred Bauer hat die Chirophonetik zusammen mit seiner Frau Ilse Bauer 1976 auf der Grundlage des anthroposophischen Menschenbildes entdeckt und entwickelt.
Angélique Petersen, Therapeutin für Chirophonetik in den Niederlanden: «Chirophonetik ist eine sanfte Berührung mit gesprochenen Lauten. Lautformen werden in sanften, rhythmischen Bewegungen über den Körper gegeben. Gleichzeitig werden die Laute von der Therapeutin oder von dem Therapeuten gesprochen. Die gesprochenen Laute sind hörbar in dem Raum und werden erlebt von den Tasteindrücken. Dies berührt das tiefste Wesen des Menschen.»

2. Was ist Facilitated Communication oder FC? (Gestützte Kommunikation.)
Kurz zusammengefasst: wenn ein Begleiter den Arm des nichtsprechenden Menschen mit Autismus stützt oder in manchen Fällen nur mit den Fingern sein Handgelenk oder seine Hand berührt, dann sind viele Menschen mit einer schweren Form von Autismus imstande zu schreiben. Sie tippen mit ihrem Zeigefinger auf Buchstaben einer Tafel mit dem Alphabet. Bei einem Mann, den ich persönlich kenne, geht das ganz schnell. Seine Mutter, die ihn dabei stützt, hat nach zwanzig Jahren gelernt, seine Texte unmittelbar mitzulesen! Andere Menschen mit Autismus tippen direkt auf die Tastatur eines Computers. Wieder andere können auf diese Weise sogar einen Bleistift oder einen Kreidestift festhalten und damit schreiben. Siehe eine ausführliche Beschreibung in den Büchern 5, 6 und 7 in der Literaturliste.
FC wird als Methode diskutiert, da die Inhalte der Kommunikation in einem sensiblen Interaktionsprozess von gestützter und stützender Person entstehen.
Konstantin und Kornelius Keulen (Literaturliste 5) konnten mit Hilfe von FC ihr Abitur machen und in Potsdam an der Universität Philosophie und Geschichte studieren.

3. Hans Lemmens verweist in seiner Broschüre *Gezichtspunten 64 – Hoogsensitiviteit* auch auf das «nicht-lineare Zeitbewusstsein» in Zusammenhang mit Hochsensibilität.

4. Hans Lemmens erzählte mir außerdem, wie er mit einem Mädchen mit Autismus «ätherisch» in Kontakt kam, indem er ihre Schaukelbewegungen nachmachte. So konnten sie einander begegnen.

5. Karl König: Ein Mensch *hat* Bilder, aber *ist* Wille. – Ich *habe* Bil-

der, ich *bin* Wille. In: Karl König: *Vorträge zum heilpädagogischen Kurs Rudolf Steiners.* Freies Geistesleben, Stuttgart 2000. Kapitel 3: *Die Polarität von Wille und Gedanke.*

6. Merel Boogaard, eine Frau mit Autismus in den Niederlanden, beschreibt in ihrem Buch *Anders kijken naar autisme* ihre Außenwelt als eine «*energetische*» Welt. Verlag: Uitgeverij Ankh Hermes, Niederlande.